DAS COACH EDDY TRAINING

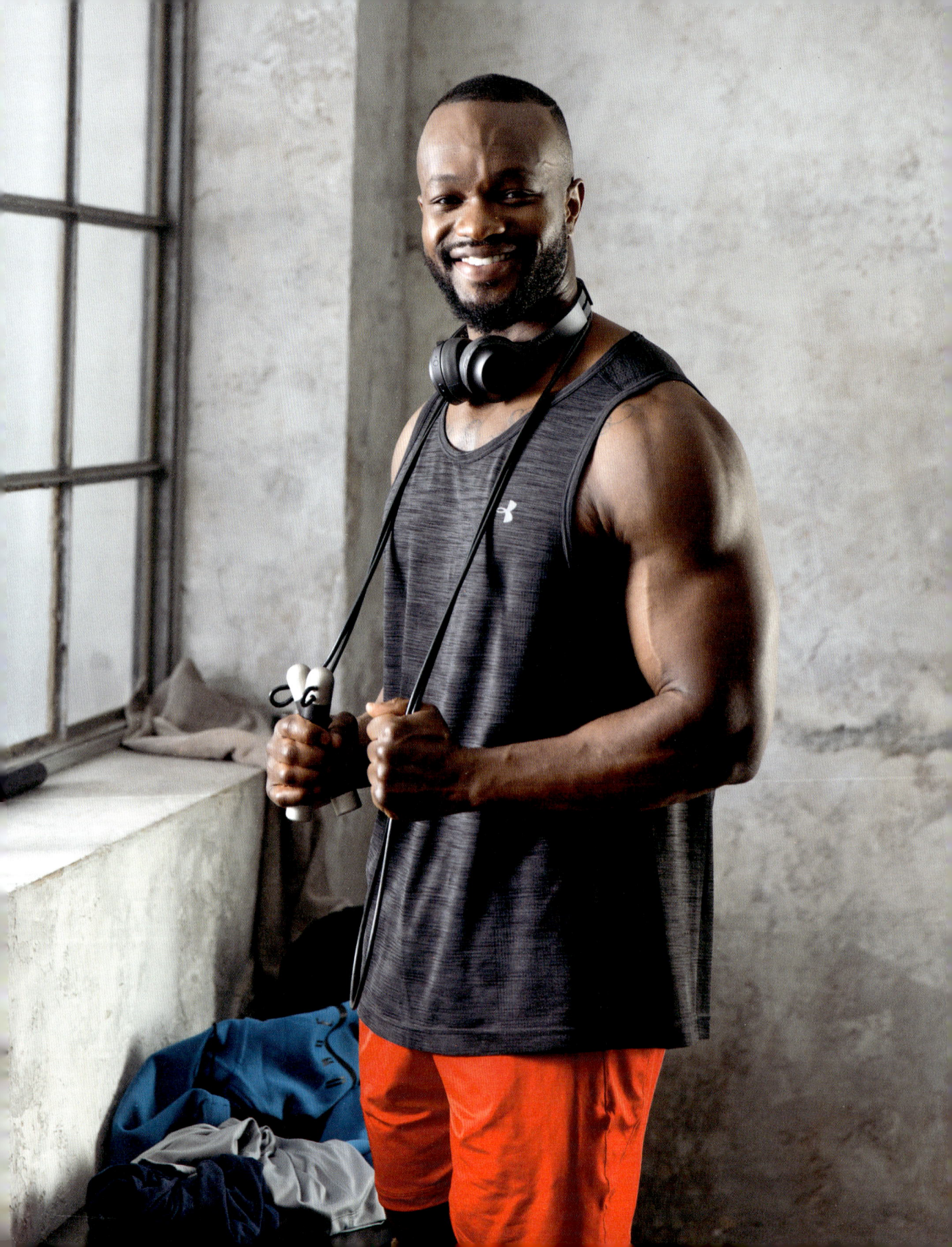

EDEM GALLEY
EVA STAMMBERGER

DAS
COACH
EDDY
TRAINING

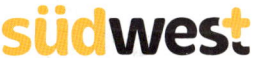

INHALT

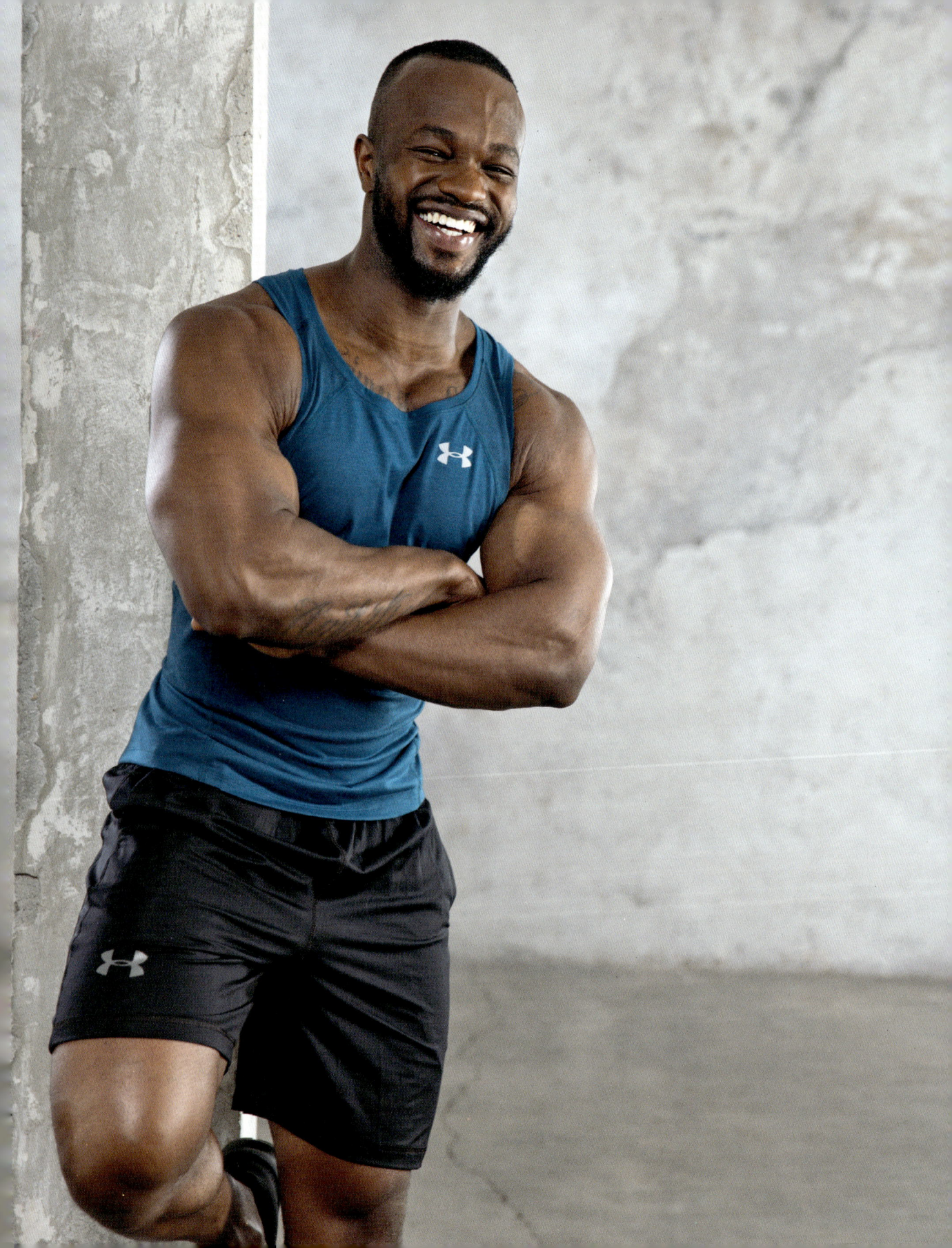

VORWORT: AN MEINE FANS

Hey Leute,

was geht ab? Hier ist wieder euer Coach Eddy! Jetzt denkt ihr bestimmt: Was ist denn hier los? Ich bin doch gar nicht auf YouTube unterwegs, wo kommt denn jetzt Coach Eddy her? Spaß beiseite – ich habe mich dazu entschlossen, für euch ein Buch zu schreiben. Warum? Ganz einfach: So kann ich mein geballtes Wissen aus über 15 Jahren Training, meine Erfahrungen als Personal Coach und als Fitness-YouTuber zusammenfassen und mit euch teilen! Besonders am Herzen liegen mir dabei die Einsteiger unter euch, die im wahrsten Sinne des Wortes endlich etwas bewegen wollen – nämlich ihren eigenen Körper! Gerade euch möchte ich wertvolle Tipps geben, wie ihr sinnvoll und effektiv trainiert und wie eine gesunde Ernährung aussieht.

Das alles packe ich in ein 12-Wochen-Programm, das euch in jeder Hinsicht weiterbringen wird. Wenn ihr dabeibleibt und die Workouts genauso durchzieht wie die Ruhephasen, werdet ihr stärker, schlanker, beweglicher und gesünder sein als vorher. Einfach wird das nicht – aber den einfachen Weg fand ich schon immer langweilig. Und ihr werdet sehen: Nichts kann den Stolz ersetzen, den ihr empfinden werdet, wenn ihr ein hartes Workout durchgezogen habt.

Auf diesem Stolz baut ihr dann auf, Schritt für Schritt, bis ihr euer Ziel erreicht – euren persönlichen Traumbody! Natürlich werden auch die Fitnessexperten unter euch in diesem Buch auf ihre Kosten kommen: Ich verrate euch die besten Motivationstipps, supereffektive Übungen und megaleckere Rezepte, die es euch einfacher machen werden, gesund zu essen.

Last, but not least – an die Ladys: Auch für euch ist mein Buch gedacht! Denn genau wie die Herren der Schöpfung profitiert ihr von einem starken Body. Der sieht nämlich nicht nur super aus, sondern schützt euch auch vor Verletzungen und hält euch ein Leben lang fit, schlank und gesund! Klingt doch nach einem guten Plan, oder?

Also, Jungs und Mädels: Freut euch auf den Weg, der vor euch liegt, auch wenn er manchmal steinig sein wird. Er führt euch definitiv ans Ziel – und ich werde euch dabei begleiten.

Euer Coach Eddy

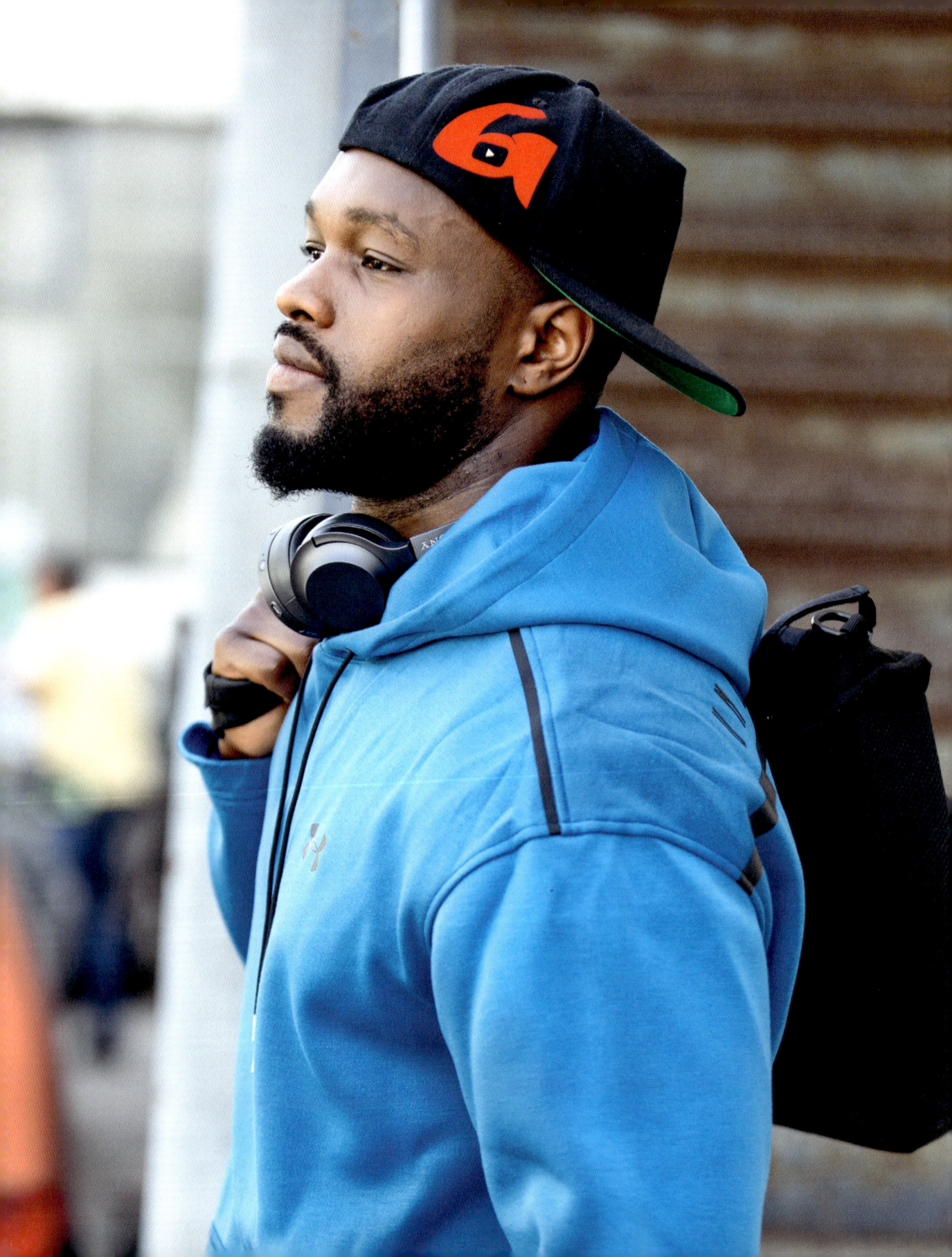

COACH EDDY ■ KAPITEL 1

MEIN WEG

Hier erfahrt ihr die wichtigsten Infos über meine Kindheit, meine Anfänge als (Kraft-)Sportler, Personal Coach und schließlich als Fitness-YouTuber. Der Weg war nicht einfach, aber er hat sich gelohnt – und genauso wird es für euch sein, wenn ihr mit dem Training beginnt und dabeibleibt!

Jeder Weg beginnt mit dem ersten Schritt. Ich war sechs Jahre alt, als ich mit meiner Familie aus Togo in Westafrika nach Deutschland zog. Mein Vater entschied sich 1992 für diesen Schritt, um uns hier eine bessere Zukunft bieten zu können. So fanden sich meine Eltern, meine kleine Schwester Olivia und ich im Juni 1992 in Kiel wieder. Zum Glück war es Frühsommer, sonst hätten wir wahrscheinlich ganz schön gefroren – Schnee kannten wir aus Togo natürlich überhaupt nicht, aber dazu später mehr. Ich wurde dann im Herbst direkt eingeschult – in die Adolf-Reichwein-Schule in Kiel. Die ersten Wochen waren ziemlich hart, ich konnte kein Wort Deutsch, war schüchtern, ein Außenseiter und wurde gemobbt. Zu Hause schaute ich mir im Fernsehen Cartoons und Kinderserien an und lernte so erstaunlich schnell Deutsch – was die richtige Motivation nicht alles bewirken kann! Nach einiger Zeit kam ich in den Hort der Grundschule. Das hat mir enorm geholfen, da ich so viel mehr Freizeit mit den anderen Kindern verbrachte. Ich schloss auf einmal schnell Freundschaften – mit anderen Migrantenkindern ebenso wie mit deutschen Kindern. Zwei der absoluten Highlights meiner Kindheit waren Wiener Würstchen und der Schnee. Ich kann mich noch genau daran erinnern, wie große Augen ich machte, als im Winter 1992 die ersten Flocken vom Himmel fielen! Den in Norddeutschland so häufigen Regen mochte ich dagegen weniger.

SPORTLICH WAR ICH SCHON IMMER!

Ich habe mich schon immer gerne bewegt, war ein sehr aktives Kind. In meiner Schulzeit habe ich jedes Jahr mit stolzgeschwellter Brust eine Ehrenurkunde von den Bundesjugendspielen mit nach Hause gebracht. Wie alle Jungs habe ich damals auch liebend gerne Fußball gespielt. Mit etwa 15, 16 Jahren habe ich damit begonnen, zu Hause zu trainieren – hauptsächlich die Klassiker wie Liegestütze und Crunches –, damals war ich besessen davon, ein Sixpack zu bekommen. Ich wollte einfach stark sein, meine Mom beschützen können – mein Vater hatte uns verlassen, als ich zwölf war, und meine Mom zog uns seitdem alleine groß.

Zugegebenermaßen war an diesem Ziel auch ein Mädchen mit schuld, das ich damals toll fand. Ich weiß noch, wie sie mir aus Spaß in den Bauch gekniffen und gesagt hat: „Du hast ja gar kein Sixpack!" Das hat mich ganz schön getroffen und ich nahm mir vor, es ihr zu zeigen. Also habe ich unendlich viele Crunches und Liegestütze gemacht, ab und zu bin ich auch zum Joggen gegangen. Ich habe schnell gemerkt, wie gut mir das Training tat, ich konnte meine überschüssige Energie loswerden, die man als Teenager ja definitiv hat, wurde selbstbewusster und offener im Umgang mit anderen Menschen.

Mit dem Mädchen hat es übrigens dann tatsächlich geklappt, allerdings erst einige Jahre später!

AMERICAN-FOOTBALL-INTERMEZZO

Mit 16 Jahren kam ich zum American Football, ich spielte bei den Kiel Baltic Hurricanes als Running Back. In dieser Position war es meine Aufgabe, viel zu laufen und mir mit dem Ball in der Hand einen Weg durch die Defense zu suchen – das hat mir superviel Spaß gemacht und ich war, glaube ich, auch ganz gut. Wir wurden zweimal Meister der 2. Bundesliga Nord und in meinem letzten Jahr 2008 sogar Deutscher Vizemeister! Danach hörte ich aber mit dem Football auf – neben Uni, Arbeit und Co. hatte ich einfach nicht mehr die Zeit

dafür. Ich erinnere mich aber heute noch sehr gut an das tolle Mannschaftsgefühl und das Duell Mann gegen Mann, das mir beim Football gut gefallen hat. Zwei Jahre später wurden die Jungs sogar Deutscher Meister – ich habe mich über diesen Erfolg total mit ihnen gefreut.

MEIN KRAFTTRAINING BEGINNT SICH AUSZUZAHLEN

Natürlich habe ich neben dem Football weiter meine Workouts zu Hause gemacht – als ich zu Weihnachten von meiner Mom ein Paar 10-Kilogramm-Hanteln geschenkt bekommen habe, wurden Bizeps Curls meine neue Lieblingsübung. Ich glaube, ich habe die Hanteln fast kaputt gecurlt, so unendlich viele Wiederholungen habe ich gemacht! Aus trainingswissenschaftlicher Sicht waren meine damaligen Workouts natürlich eine Katastrophe – aber ich hatte von Trainingsaufbau und solchen Dingen keine Ahnung und freute mich einfach über meine wachsenden Muskeln. Mit 17 sah ich schon sehr athletisch aus und wurde sogar „Sixpack" genannt!

Erst mit 18 ging ich das erste Mal in ein Fitnessstudio – vorher war das einfach zu teuer. Damals gab es eine 2-for-1-Aktion in einem Studio. Ich nutzte diese Gelegenheit und ging mit einem Kumpel drei Monate fast täglich ins Gym. Dazu las ich Fitnessmagazine und träumte davon, eines Tages auf einem Cover zu sein. Bis zu meinem 21. Lebensjahr trainierte ich aber ohne richtigen Plan und eher unregelmäßig.

Nach meinem ersten Beziehungs-Aus legte ich dann richtig los: Ich nutzte das Training zur Frustbewältigung und als Stressventil, begann, mich über Trainingsaufbau und auch über Ernährung zu informieren. Ich muss allerdings zugeben, dass ich es damals bei der Theorie beließ, wie bekloppt trainiert habe, um dann hinterher Chicken Wings zu naschen! Mein Workout erinnerte nach wie vor an den klassischen Disco-Pump: Dicker Bizeps und eine mächtige Brust waren mein Ziel, Rücken und Beine wurden gepflegt ignoriert.

Erst im Alter von 25 Jahren begann ich, mich ernsthaft mit Ernährung auseinanderzusetzen. Ein älterer Bodybuilder brachte mich dazu, und als ich die ersten Erfolge meiner gesünderen Ernährung sah, war der Bann gebrochen. Ich las jedes Buch zum Thema, das ich in die Finger bekam, und probierte auch viele Ernährungsstrategien aus.

DER START ALS PERSONAL TRAINER

Nachdem ich meinen Bachelor in International Business Management gemacht hatte, arbeitete ich zunächst in einem ganz normalen Betrieb. Nebenbei jobbte ich als Fitnesstrainer in einem Studio, trainierte dort Arbeitskollegen, gab ihnen Tipps und einige von meinen bisher gesammelten Erfahrungen weiter. Das lief super, ich merkte, dass ich den Leuten mein Wissen gut vermitteln konnte, und war stolz, wenn ich sah, wie sie stetig Fortschritte machten.

Im Jahr 2013 begann ich mit 27 Jahren, offiziell als Personal Trainer zu arbeiten. Auch wenn das zunächst wie ein Traumjob klingt, ist das ein richtig hartes Brot, vor allem am Anfang, bis man sich einen festen Kundenstamm erarbeitet hat.

Meine Trainerlizenzen (B-Lizenz, A-Lizenz und eine Ernährungslizenz) hatte ich an einer Fernhochschule gemacht. Ich war gerade nach Düsseldorf gezogen und begann dort im Fitness First als Personal Trainer. Bei dieser Arbeit traf ich einen Mann, der mein Potenzial erkannte, mich motivierte, mehr aus mir zu machen, und meinte, ich sollte es doch mit einem Fitnesskanal auf YouTube versuchen.

EIN SPRUNG INS KALTE WASSER – MEINE ANFÄNGE BEI YOUTUBE

Ich dachte darüber nach und fand die Idee gut – so konnte ich die vielen Fitnessfragen, die mir mittlerweile von Kunden und Freunden gestellt wurden, gebündelt beantworten. Ich eröffnete meinen eigenen YouTube-Kanal, und dabei ging mir ganz schön die Düse. Am 10. März 2014 habe ich mein erstes Video hochgeladen, ein Motivationsvideo. Zwei Tage später habe ich dann mein Begrüßungsvideo veröffentlicht. Ich habe es ganz simpel gehalten – einfach meinen Camcorder gestartet und losgelegt! Ich war ganz schön aufgeregt, das kann ich euch sagen! Bei den ersten Videos sieht man am Ende noch, wie ich die Kamera abschalte. Als ich nach zwei Wochen 50 Abos hatte, war ich der glücklichste Mensch auf Erden!

In der ersten Zeit habe ich einfach neue Videos gemacht, wenn ich Lust dazu hatte, ich bekam sehr viel positives Feedback und immer neue Fragen, die ich beantworten sollte – ich war total überwältigt von der Resonanz. Ende 2015 habe ich dann auch mit einer eigenen Website und Instagram losgelegt.

VON DIESEM ERFOLG HÄTTE ICH NIE GETRÄUMT!

Dass das Ganze dann so abgehen würde, hätte ich mir niemals träumen lassen – knapp zwei Jahre nach meinem ersten Video hatte ich bereits 50.000 Abos! Ich lud nun regelmäßiger Videos hoch, brachte mehr Struktur hinein und hatte mit Samy Laidi oder Gymi Films Profis an meiner Seite. Es kamen erste Sponsoren auf mich zu, immer mehr Leute hatten Interesse an meiner Arbeit.

Im Frühjahr 2017 war ich dann bereits bei 100.000 Abos, die Arbeit zahlte sich also aus und ich kann gar nicht ausdrücken, wie dankbar ich euch, meinen Fans, war und bin! Ich habe viele Pläne für die Zukunft, will euch immer spannenden, relevanten und lehrreichen Content liefern und dabei doch euer Coach Eddy bleiben, der weiß, wo er herkommt, ab und zu mal einen Flachwitz reißt und sich nach wie vor über jedes einzelne positive Feedback oder Abo freut wie ein kleiner Junge. Ihr inspiriert mich jeden Tag aufs Neue mit euren Geschichten, spornt mich an, stetig besser zu werden. Es ist mir eine große Ehre, dass ihr mit mir trainiert, und ich verspreche euch, so zu bleiben, wie ich bin.

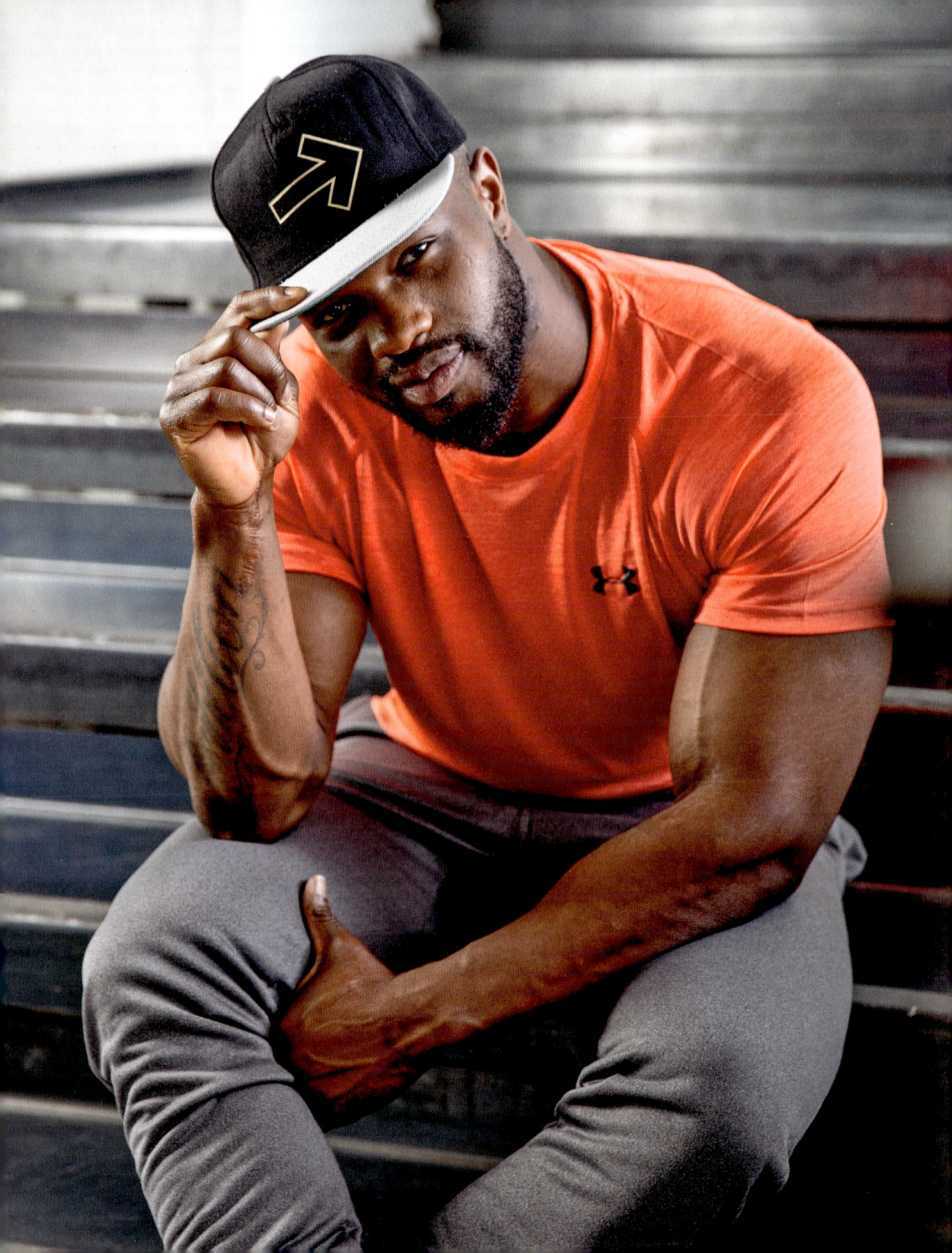

COACH EDDY ■ KAPITEL 2

ERFOLG BEGINNT IM KOPF!

Wie schafft man es als Einsteiger, eine regelmäßige Trainingsroutine zu entwickeln? Was tun, wenn der innere Schweinehund unüberwindbar scheint? Und warum ist Musik ein wahres Wundermittel, um sofort motiviert ins Workout zu starten? Das erkläre ich euch in diesem Kapitel.

Theoretisch klingt es ziemlich einfach: Wer regelmäßig und sinnvoll trainiert, wird besser, wer mehr Kalorien verbraucht, als er sich zuführt, nimmt ab. In der Praxis sieht die Sache jedoch ganz anders aus: Das eine oder andere Workout lässt man ausfallen, der Apfelkuchen von Oma ist eine verdammt große Versuchung, der man schließlich nachgibt. Und schon ist der schöne Plan, endlich fit zu werden, dahin!

Ich habe eine gute Nachricht für euch: Ich kenne den Schlüssel, mit dem ihr durchhalten und eure Ziele erreichen könnt! Es ist die richtige Motivation. Denn der Erfolg eines jeden Projektes beginnt im Kopf. Auf den folgenden Seiten zeige ich euch, wie ihr es schafft, mit der richtigen Einstellung an euer Projekt Traumkörper heranzugehen, wie ihr am Ball bleibt und welche Tricks euch helfen, wenn doch einmal ein Motivationstief im Anmarsch ist.

ALLES EINE FRAGE DER EINSTELLUNG

Warum fällt es uns oft so schwer, Pläne, die wir uns vorgenommen haben, anzugehen und durchzuhalten? Ich glaube, es fällt uns schwer, weil wir oft schon mit einer falschen Einstellung an die Sache herangehen. Ich habe die Erfahrung gemacht, dass es zwei grundlegende Fehler gibt, die dazu führen, dass ein Projekt schon früh scheitert: Entweder man beginnt ein Trainingsprogramm oder eine Ernährungsumstellung erst gar nicht, weil das Ziel – zum Beispiel ein gesunder, muskulöser Body – in unerreichbarer Ferne zu liegen scheint. Oder man startet übereifrig, um möglichst schnell dieses Ziel zu erreichen, und gibt nach wenigen Tagen völlig entkräftet auf. Wie bei so vielen Dingen im Leben ist das richtige Maß entscheidend! Gerade Einsteigern rate ich zu folgenden fünf Schritten, um das Projekt Traumbody von Anfang an richtig anzupacken und durchzuhalten:

1 Den Istzustand ehrlich bewerten

Auch wenn es seltsam klingt: Ich habe mit meinen Kunden die Erfahrung gemacht, dass viele gar nicht wissen (oder sich nicht eingestehen wollen), auf welchem aktuellen Fitnesslevel sie sich gerade befinden. Das schont zwar vielleicht für den Moment das Ego, das war es dann aber auch. Seid ehrlich zu euch selbst! Probiert aus, wie fit ihr seid. Macht zum Beispiel so viele Liegestütze, wie ihr könnt. Wer keine oder nur wenige Liegestütze schafft, der wird nicht vier Wochen später wie der unglaubliche Hulk aussehen. Wenn er es aber clever angeht, wird er in vier Wochen deutlich mehr Liegestütze auf die Matte zaubern als am Anfang. Und genau darum geht es. Versteht ihr?

2 Realistische und möglichst konkrete Ziele setzen

Ich weiß, ich weiß – in unserer heutigen Zeit soll alles superschnell, supereffizient und superleicht gehen. Aber wisst ihr was? So funktioniert das Leben nicht! Und, ganz ehrlich, ich bin froh darüber! Denn wenn alles so schnell und leicht ginge, wäre es doch nichts Besonderes mehr, oder? Also: Nachdem ihr jetzt wisst, wie fit ihr wirklich seid, setzt euch hin und schreibt eure Ziele auf. Und zwar folgendermaßen: Setzt euch ein großes Ziel (zum Beispiel „Ich will 100 Liegestütze schaffen") und stattet den Weg dorthin mit kleineren Etappenzielen aus (nächste Woche schaffe ich zehn Liegestütze mehr). Dann konzentriert euch jeweils nur auf das nächste Etappenziel und hakt es ab, wenn ihr es geschafft habt. So visualisiert ihr euren Weg und seht eure Fortschritte schwarz auf weiß! Denn ich sage immer: Erfolg ist keine Tür, durch die man

hindurchgeht, Erfolg ist eine Treppe, die man hinaufsteigt.

3 Sofort loslegen!

Viele Menschen sind Weltmeister im Aufschieben – ich schließe mich da explizit mit ein. Aber das bringt euch nicht weiter. Ihr wollt schlanker und muskulöser werden, insgesamt gesünder leben? Dann legt los! Und zwar jetzt! Denn dann hat euer innerer Schweinehund gar nicht die Gelegenheit, sich kreative Ausreden auszudenken, warum es besser sei, heute doch nicht zu trainieren, erst ab morgen auf Süßigkeiten zu verzichten oder das ganze Projekt Traumbody am besten erst in einem Monat zu starten. Wenn ihr euer Training morgens vor der Arbeit plant, legt abends eure Sportsachen raus, am besten direkt vor das Bett, damit ihr nur noch hineinschlüpfen müsst und gleich loslegen könnt. Ihr trainiert eher abends? Dann nehmt eure Sporttasche gleich mit in die Arbeit und baut den Gang ins Studio auf dem Nachhauseweg mit ein oder, wenn ihr zu Hause trainiert, legt eure Sachen so raus, dass ihr beim Heimkommen gleich darüberstolpert. Das sind ganz einfache Tricks, aber sie funktionieren – das habe ich an mir selbst und bei vielen meiner Kunden erlebt.

4 Routine entwickeln

Routine ist eines meiner Lieblingswörter. Denn sie ist ein wichtiger Baustein auf dem Weg zum Erfolg. Nicht der, der ab und zu wie ein Berserker trainiert und dann wieder tagelang nichts tut, kommt ans Ziel, sondern der, der sich regelmäßig sinnvoll belastet. Bei Einsteigern empfehle ich etwa dreimal pro Woche Training mit Ruhetagen dazwischen. Wissenschaftler haben herausgefunden, dass Verhaltensweisen durch regelmäßige Wiederholung zur Gewohnheit werden und uns so viel leichter fallen. Im Durchschnitt dauert es gute zwei Monate, bis uns eine Tätigkeit so in Fleisch und Blut übergegangen ist, dass wir sie nicht nur von uns aus gerne machen, sondern dass wir sie sogar vermissen, wenn sie doch einmal ausfallen muss.

Also macht euch einen Plan: Wie passen die drei Trainingseinheiten pro Woche am besten in euren Alltag? Faustregel: Nach einem Trainingstag solltet ihr mindestens einen Tag Ruhe einplanen, um eurem Körper die Zeit zu geben, den Trainingsreiz zu verarbeiten. Ihr könntet also zum Beispiel Montag, Mittwoch und Freitag als feste Trainingstage einplanen. Dann haltet euch an diese Vorgaben, stellt euch Reminder im Handy ein oder

was auch immer, aber haltet euch dran! Ihr werdet merken, wie es euch immer leichter fällt, euch aufzuraffen, ihr den Trainingstagen sogar entgegenfiebert. Wenn ihr das spürt, ist das Training ein Teil eures Lebens geworden – und das ist euer Ziel!

5 Sich selbst feiern

Seid stolz auf euch! Und zwar von Anfang an! Ich finde es völlig sinnlos, dass sich viele Leute erst feiern, wenn sie in ihren Augen etwas erreicht haben. Jeder kleine Schritt, der euch eurem Ziel näher bringt, ist es wert, gefeiert zu werden! Ihr habt euer erstes Workout absolviert, seid danach völlig erledigt und spürt jeden einzelnen Muskel eures Körpers? Feiert euch! Denn genau darum geht es: jeden Tag ein bisschen besser zu werden. Und den Weg ans Ziel zu schätzen. Wie ihr euch feiert, bleibt euch überlassen – schreibt auf, wie es euch nach dem Workout geht, macht Fotos eurer Fortschritte und hängt sie an den Kühlschrank, gönnt euch ein neues Fitnessoutfit … ganz egal! Aber feiert euch!

Wenn ihr euch an diesen 5-Punkte-Plan haltet, wird es euch sicher leichter fallen, am Ball zu bleiben. Und falls euer innerer Schweinehund doch ab und zu einmal droht, die

Oberhand zu gewinnen, helfen euch meine **drei Sofortstrategien** für mehr Motivation:

1 Sag dein Mantra!
Manchmal wirken Worte Wunder. Und funktionieren wie ein Tritt in den Hintern. Sucht euch einen Satz aus, der euch motiviert und zu euch passt. Schreibt ihn auf und hängt den Zettel gut sichtbar in der Wohnung auf. Oder lasst ihn auf ein Sportshirt drucken, das ihr dann ins Training anzieht. Mein aktuelles Mantra lautet:

„Do champion stuff, even when no one's watching." Dieser Satz beinhaltet alles, worum es mir beim Sport geht: Mach das für dich und für sonst niemanden! Deswegen gefällt er mir so.

2 Verabrede dich zum Training!
Es gibt diese Tage, an denen man sich so gar nicht aufraffen kann. Wenn das bei mir der Fall ist, rufe ich einen Kumpel an und gehe mit ihm gemeinsam trainieren. Das hat gleich mehrere Vorteile: Die Hürde, einem Freund abzusagen, ist viel größer, als das Training sausen zu lassen. Und wenn man dann erst mal loslegt, pusht man sich gegenseitig. Einige meiner besten Workouts habe ich so durchgezogen – probiert es aus!

3 Musik an!
Ich liebe Musik. Immer und überall. Und beim Trainieren ganz besonders. Wenn ich mal meine Kopfhörer auf dem Weg ins Studio vergessen haben sollte, fahre ich sofort zurück nach Hause! Denn mit meinen Lieblingstracks im Ohr bekomme ich schon auf dem Weg ins Training Bock auf Sport. Und weil Musik als Motivator so hervorragend funktioniert, habe ich noch etwas ganz Besonderes für euch: meine persönliche Motivations-Playlist für den Extra-Push!

Michael Calfan – Treasured Soul
Notorious B.I.G. – Victory
Ludwig Goransson – Fighting Stronger
Big Sean – No Favors
Rick Ross feat. Meek Mill – I'm a Boss
T. Bergersen – Protectors of the Earth
Rammstein – Ich will
Azad – Dreh ab
Pusha T – Untouchable
Zack Hemsey – Mind Heist
French Montana – Off the Rip
Lloyd Banks – Beamer, Benz or Bentley

Hier (https://spoti.fi/2yfpDVv) könnt ihr meine Motivations-Playlist ganz einfach auf Spotify anhören oder herunterladen!

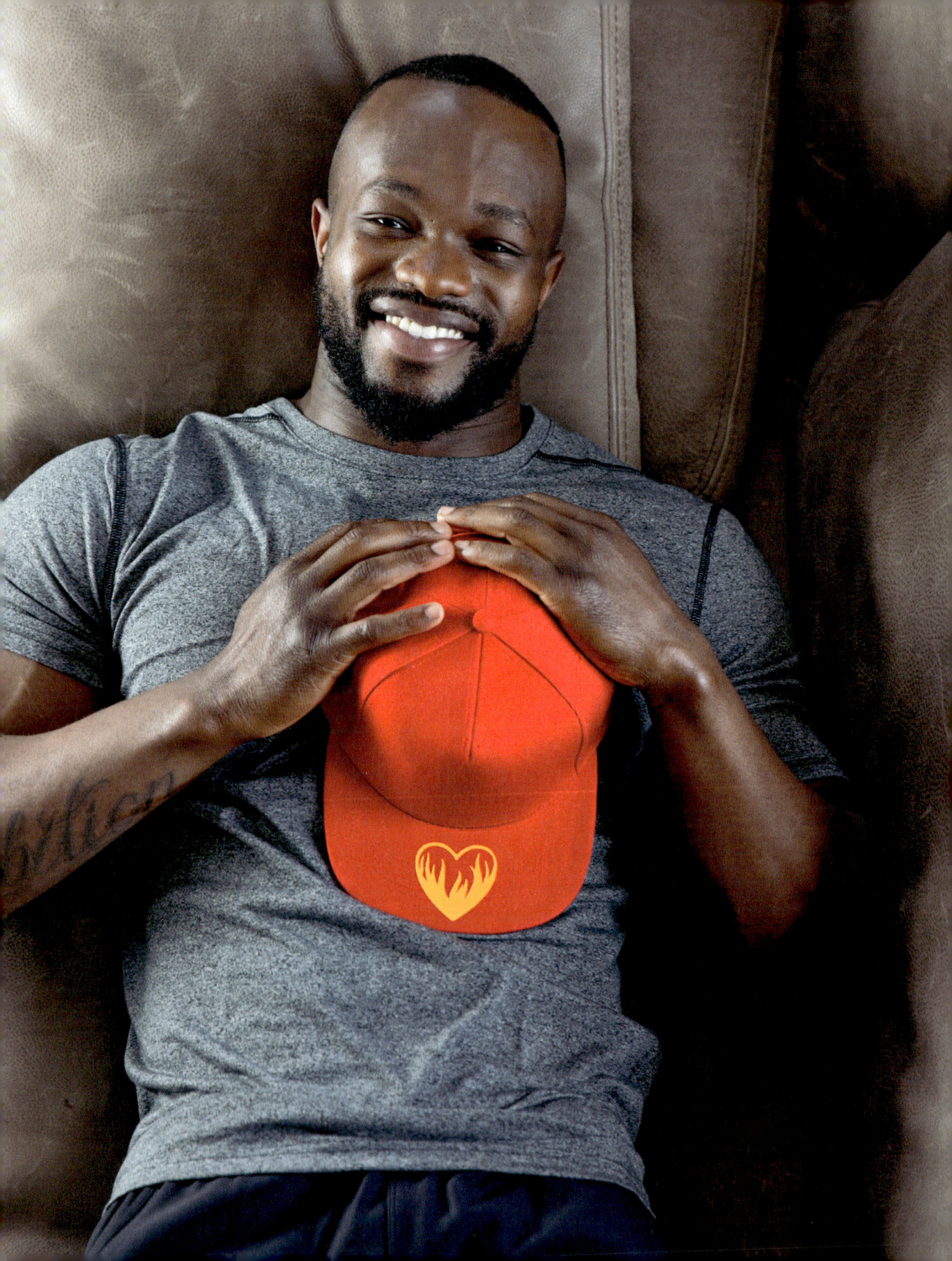

TO THE LADYS

Von meinen Kunden, die ich als Personal Trainer betreue, sind 80 Prozent Frauen. Das ist natürlich ein Grund, mich in einem Kapitel ganz besonders euch, liebe Ladys, zu widmen. Ein weiterer ist aber, dass insgesamt immer noch zu wenige Frauen Krafttraining machen – und das will ich hiermit ändern!

Warum schreibe ich ein Kapitel extra für die Damen der Schöpfung? Ganz einfach: Weil ihr eine Extraportion Aufmerksamkeit verdient habt! Und weil ich als Personal Trainer die Erfahrung gemacht habe, dass nach wie vor viele von euch vor klassischem Krafttraining zurückschrecken. Und diese Angst will ich euch nehmen. Ich glaube, am besten gelingt mir das, wenn ich euch einmal die drei häufigsten Sorgen und Vorurteile aufliste, die ich von meinen Kundinnen höre – und die Entkräftung dieser Vorurteile liefere ich euch gleich mit:

1 Von Krafttraining bekomme ich einen breiten, bulligen Körper

Das stimmt nicht, Mädels! Denn euer Körper bildet naturgemäß viel weniger Testosteron als der eurer männlichen Kollegen. In der Regel haben Männer mindestens zehnmal so viel Testosteron im Blut wie ihr – sie bauen daher deutlich leichter, schneller und mehr Muskeln auf. Außerdem sind die Querschnitte der einzelnen Muskelfasern bei Männern deutlich höher, auch in untrainiertem Zustand. Übermäßige Muskelberge und ein breites Kreuz sind daher definitiv nichts, wovor ihr euch fürchten müsst. Ganz im Gegenteil: Ein clever aufgebautes

Krafttraining bringt euch eurem Traumbody ein großes Stück näher. Denn es erhöht die Muskelmasse, strafft den ganzen Körper, definiert gezielt bestimmte Muskelpartien und reduziert, in Kombination mit der richtigen Ernährung, den Körperumfang an genau den Stellen, die euch oft wichtig sind: an Bauch, Po und Oberschenkeln.

Meinen Kundinnen, die Bedenken haben, zeige ich oft Fotos von durchtrainierten Mädels, die vor allem auf Krafttraining setzen – einen so schlanken, definierten und wohlgeformten Body wollen sie dann auch gerne haben.

Ein weiterer, nicht zu unterschätzender Pluspunkt vom Hantelnstemmen: Ein stabiles Muskelkorsett schützt euch langfristig vor Verletzungen, entlastet den Körper im Alltag und beugt muskulären Dysbalancen, wie sie zum Beispiel durch zu langes Sitzen im Job entstehen können, vor.

2 Ausdauertraining eignet sich viel besser zum Abnehmen

Puh, diese Theorie hält sich nach wie vor hartnäckig – dabei ist mittlerweile wissenschaftlich nachgewiesen, dass sie nicht stimmt! Und ich habe genau diese Erfahrung auch mit meinen Klientinnen gemacht. Wer abnehmen möchte, sollte Muskeln aufbauen und seine Ernährung umstellen! Der Grund dafür ist ganz einfach: Mehr Muskelmasse verbrennt mehr Kalorien. Und zwar auch, wenn ihr gerade nichts tut, also entspannt auf dem Sofa liegt! Warum? Weil der Körper auch in Ruhe mehr Kalorien braucht, um die größere Muskelmasse mit Energie zu versorgen.

Die Menge an Kalorien, die euer Körper in Ruhe braucht, nennt man den Grundumsatz (zu diesem Thema werdet ihr im folgenden Kapitel zur Ernährung noch mehr erfahren, also könnt ihr es euch gleich merken). Wer mehr Muskeln hat, hat also einen höheren Grundumsatz und verbrennt schon in Ruhe mehr Kalorien! Beim Workout setzt sich dieser Mechanismus fort – mehr Muskeln sind also eine Win-win-Situation für euch! Ein weiterer Grund ist die Effizienz von Krafttraining in Vergleich zu Ausdauertraining: Eine halbe Stunde lockeres Joggen verbraucht – je nach Körpergewicht – etwa 250 bis 300 Kalorien. Eine halbe Stunde Krafttraining hingegen ist, wenn ihr es richtig macht, ein viel intensiverer Trainingsreiz und verbraucht entsprechend mehr Kalorien! Was bedeutet das? Ihr verbrennt mit

Krafttraining in der gleichen Zeit (30 Minuten) mehr Kalorien als mit Ausdauertraining! Und ihr wollt doch im Training möglichst viele Kalorien loswerden, oder? Mit seitlichem Beinheben auf der Yogamatte oder leichtem Cardio-Training werdet ihr das nicht schaffen. Mit einem knackigen Hantel-Workout hingegen schon!

3 Freihantel-Übungen sind nur was für Männer

Wenn ich ins Studio gehe, denke ich manchmal, die Zeit ist stehen geblieben: Die meisten Mädels sind im BBP-Kurs oder beim Yoga, die Jungs im Freihantelbereich unterwegs. Versteht mich nicht falsch – jeder sollte den Sport oder Kurs machen, der ihm Spaß macht! Aber es schadet definitiv nicht, sich mal an etwas Neues heranzuwagen: Der Vorteil am Training mit freien Gewichten ist, dass man – egal ob mit Kurz- oder Langhanteln – die Muskeln sehr genau treffen und so einen besonders gezielten Reiz setzen kann.

Ein Beispiel: Beim Bankdrücken mit Kurz- oder Langhantel(n) müsst ihr nicht nur das Gewicht stemmen, sondern die Hantel(n) auch ausbalancieren. Dabei macht ihr unbewusst ständig kleine Ausgleichbewegungen, die jede einzelne Faser der beteiligten Muskeln und auch viele kleine Hilfsmuskeln stimulieren. Eine entsprechende Maschine nimmt euch diese Arbeit ab, da geht es eher um das Bewegen des Gewichtes an sich. Und im BBP-Kurs arbeitet ihr ohne Gewichte. Das kann auch sehr anstrengend sein, wenn euch der Kursleiter ordentlich fordert, aber es ist eine andere Belastung als das Freihanteltraining. Und da unser Körper besonders gut auf Reize reagiert, an die er noch nicht so gewöhnt ist, macht ein abwechslungsreiches Trainingsprogramm immer Sinn.

Also, Mädels: Traut euch an die freien Gewichte! Und Jungs: Ab in den Yogakurs, das erweitert garantiert euren Horizont und steigert außerdem eure Beweglichkeit!

Ich hoffe, dass ihr jetzt nachvollziehen könnt, warum Krafttraining auch euch, liebe Ladys, guttut. Was die Umsetzung in die Praxis betrifft, habe ich eine kleine Geschichte für euch parat:

Ich habe mal eine Kundin betreut, die abnehmen und eine straffere Silhouette erreichen wollte. Sie hatte mehrere erfolglose Diäten hinter sich und kannte das Kurs-programm (BBP und Co.) in- und auswendig – ihre Ziele erreichte sie damit nicht. In unserer ersten Stunde sagte sie mir, sie habe Angst vor den Gewichten, wolle nicht männlich aussehen, keine Schwielen an den Händen haben. Nur ein paar Wochen später war sie die Fleißigste im Kraftraum, nahm in den kommenden neun Monaten 20 Kilogramm ab und war mit den Ergebnissen überglücklich. Mittlerweile überlegt sie sogar, sich in der Bikini-Klasse mit anderen fitten Mädels im Wettkampf zu messen! Diese Geschichte erlebe ich mit einigen Klientinnen immer wieder und alle sind, nachdem ich einiges an Überzeugungsarbeit geleistet habe, superzufrieden mit ihrem Body und wollen das Krafttraining nicht mehr missen. Bei allen hat sich nach einer gewissen Zeit ein Schalter umgelegt, und von diesem Moment an waren sie nicht mehr aufzuhalten. Ich musste sie sogar ab und zu bremsen in ihrem Eifer, Gewichte zu stemmen. Also, Mädels, traut euch einfach ran an die Hanteln! Und falls euch dabei die Jungs mit klugen Ratschlägen nerven sollten, schickt sie einfach zum Yogakurs!

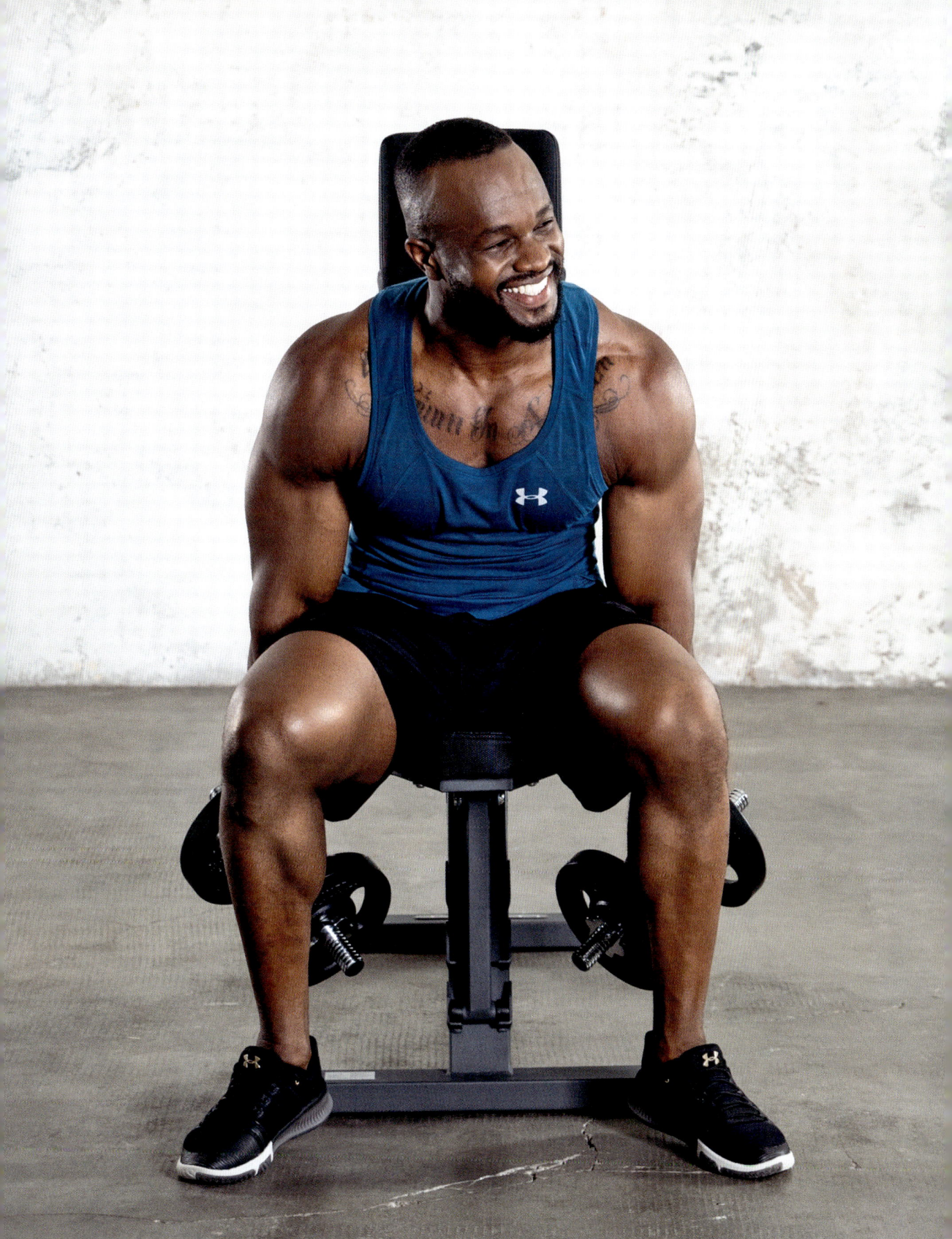

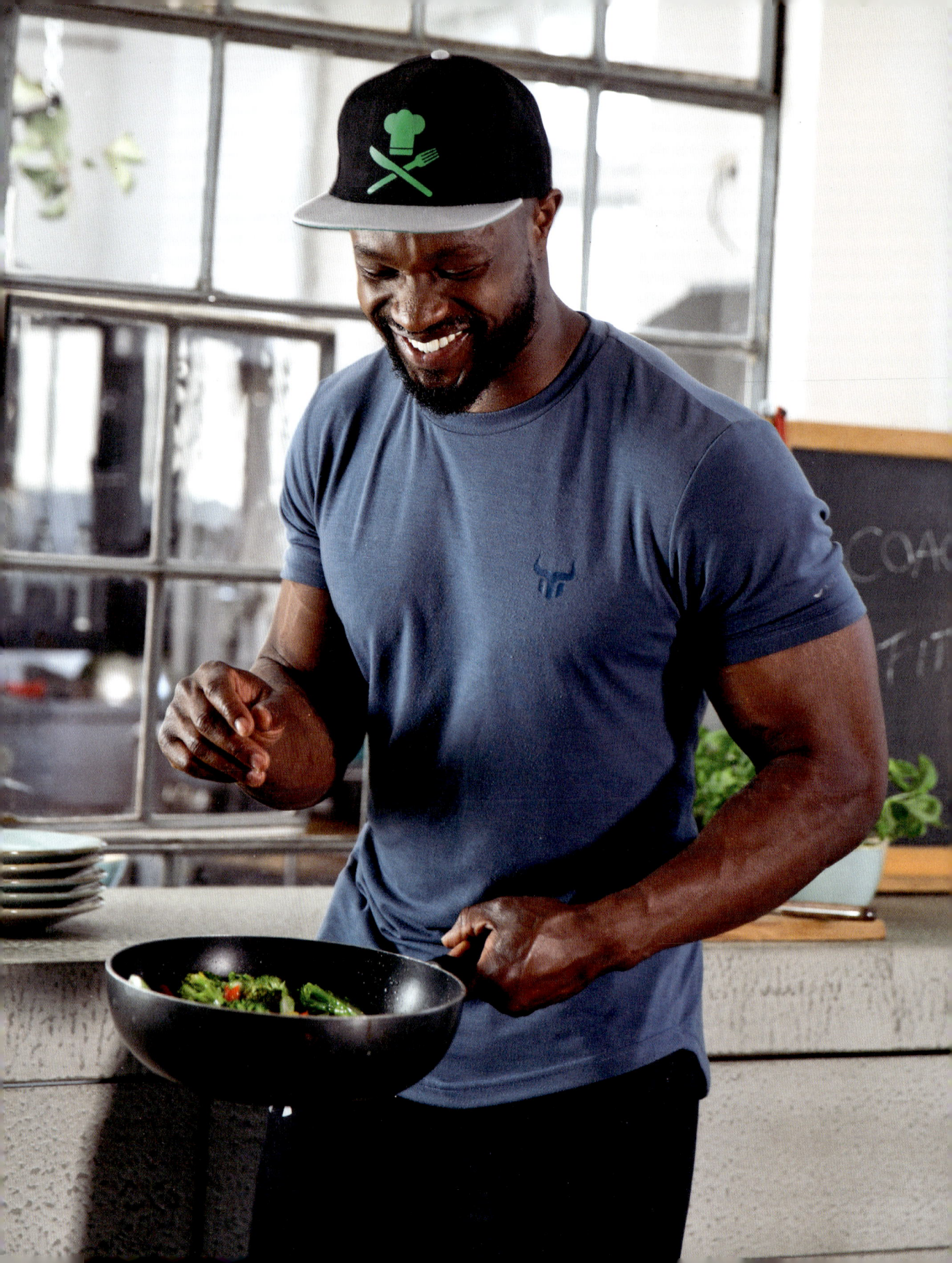

ERNÄHRUNG – DIE BASICS

Wissen ist Macht! Und daher erfahrt ihr auf den nächsten Seiten alles, was für eine gesunde Ernährung, nachhaltiges Abnehmen und einen kontinuierlichen Muskelaufbau wichtig ist.

Manche Dinge werden unterschätzt. Erstaunlicherweise gehört bei vielen Menschen die Ernährung dazu – und was sie für einen Anteil an unserem Gesundheits- und Trainingszustand hat. Ich dachte früher auch: Solange ich Sport mache, kann ich essen, was ich will – bis ich eines Besseren belehrt wurde und erst mit einer gesunden Ernährung so richtig durchstartete. Der Satz „Du bist, was du isst" stimmt also wirklich. In diesem Kapitel erfahrt ihr daher die wichtigsten Grundlagen zum Thema Ernährung und lernt dabei sehr viel über euch selbst und wie euer Körper warum funktioniert, was er braucht und was ihm weniger guttut. Denn tatsächlich ist die richtige Ernährung zu 70 bis 80 Prozent an eurem Erfolg auf dem Weg zum Traumkörper beteiligt. Und, was mir besonders wichtig ist: Eine gesunde Ernährung hilft euch nicht nur beim Abnehmen und Muskeln-Aufbauen, sie ist auch einer der wichtigsten Bausteine für ein gesundes Leben – Grund genug, ihr mehr Aufmerksamkeit zu schenken, wie ich finde.

1 Kohlenhydrate

Unser Körper braucht Energie, um zu funktionieren. Die einzige Energiequelle, die er zur Muskelkontraktion verwenden kann, ist Adenosintriphosphat (ATP). Der Vorrat von ATP in der Muskelzelle ist aber sehr gering, es muss also immer Nachschub geliefert werden. Und hier kommen die Kohlenhydrate ins Spiel: Indem unser Körper Kohlenhydrate zu Glukose abbaut, kann er große Mengen ATP produzieren. Das bedeutet: Kohlenhydrate sind unsere Rettung! Und nicht unsere Feinde, wie euch so viele Magazine, Bücher oder selbst ernannte Experten weismachen wollen. Natürlich muss man das Thema differenzierter sehen, dazu kommen wir gleich. Was ich euch aber deutlich machen will: Einzelne Nährstoffe zu verteufeln und zu versuchen, möglichst wenige davon zu sich zu nehmen, ist Unsinn und kann uns sogar krank machen. Es ist entscheidend, was und wie viel man zu sich nimmt.

Jetzt schauen wir uns die Kohlenhydrate einmal genauer an: Sie sind Energieträger, die pro Gramm 4 Kilokalorien Energie liefern. Im Vergleich zu Proteinen und Fetten sind sie eine besonders ökonomische Energiequelle, weshalb sie unser Körper bevorzugt nutzt. Wir speichern sie in Form von Glykogen in Muskeln und Leber. Diese Speicher sind, je nach Trainingszustand, nach etwa eineinhalb Stunden Leistung verbraucht, dann müssen wir neue Kohlenhydrate zuführen.

Grob kann man Kohlenhydrate in einfache (zum Beispiel Traubenzucker, Fruchtzucker etc.) und komplexe (Haferflocken, Vollkornbrot etc.) Kohlenhydrate aufteilen. Die einfachen Kohlenhydrate kann unser Körper schnell verwerten, sie lassen den Insulinspiegel rasch ansteigen und dann wieder abfallen. Das ist von Vorteil, wenn man schnell und nur kurz Energie benötigt – die Energie ist aber gleich verbraucht. Viel nachhaltiger wirken hingegen komplexe Kohlenhydrate. Um sie aufzuspalten, benötigen wir mehr Zeit, der Zucker gelangt nur nach und nach ins Blut und liefert so gleichmäßig und lang anhaltend Energie. Daher machen sie uns auch länger satt.

Ich empfehle euch, im Alltag so oft es geht komplexe Kohlenhydrate zu essen. Es ist für unseren Körper viel gesünder und stressfreier, einen ausbalancierten Insulinspiegel zu haben, als ständige Höhen und Tiefen, wie sie beim Verzehr von einfachen Kohlenhydraten (Süßigkeiten, Weißbrot, Limo etc.) auftreten, ausgleichen zu müssen.

Mein Extra-Tipp: Baut den Großteil eurer Kohlenhydrate um das Training herum ein. Eine kleinere Menge als Energieschub vor dem Training (zum Beispiel eine Banane oder einen Pre-Workout-Shake), eine größere Menge zur Unterstützung der Regeneration nach dem Training. Warum? Ganz einfach: Dann könnt ihr sie gleich verwerten! Denn die Kohlenhydrate, die ihr nicht zeitnah verbraucht, lagert eurer Körper für schlechtere Zeiten ein – und zwar in Form von Fett. Das hat in der Steinzeit sehr viel Sinn gemacht, denn da wusste man ja nie, wann man wieder etwas zu essen bekam. Aber heute wollen wir genau das vermeiden.

Als Faustformel empfehle ich euch – je nach Fitnessziel –, etwa 2 bis 4 Gramm Kohlenhydrate pro Kilogramm Körpergewicht täglich zu euch zu nehmen.

GUTE KOHLENHYDRATQUELLEN

- Naturreis
- Kartoffeln
- Süßkartoffeln
- Vollkornnudeln
- Hirse
- Quinoa
- Bulgur
- Amaranth
- Haferflocken

2 Proteine

Proteine dienen unserem Körper als universelles Baumaterial. Deswegen sind sie so wichtig und dürfen in einer ausgewogenen Ernährung nicht zu kurz kommen. Das erkannten schon die alten Griechen, die den Proteinen ihren Namen gaben: *protos* bedeutet „zuerst, das Erste" und unterstreicht die Wichtigkeit, die sie diesem Nährstoff zumaßen. Der Körper verwendet Proteine für alle Aufbauprozesse wie Muskelwachstum, Zellerneuerung, Regeneration und Reparaturarbeiten. Proteine haben die gleiche kalorische Dichte wie Kohlenhydrate – 4 Kilokalorien pro Gramm. Die Deutsche Gesellschaft für Ernährung empfiehlt Erwachsenen, die hauptsächlich im Sitzen arbeiten, eine Menge von 0,8 Gramm Eiweiß pro Kilogramm Körpergewicht. Wer regelmäßig trainiert, der braucht mehr Eiweiß, ich empfehle pro Tag 1,5 bis 2 Gramm Proteine pro Kilogramm Körpergewicht.

Früher wurde Kraftsportlern eine wesentlich höhere Menge an Proteinen empfohlen (3 bis 5 Gramm pro Kilogramm Körpergewicht), das gilt aber heute als überholt. Ich finde das gut, denn zu viel Eiweiß kann uns sogar schaden! Woran liegt das? Im Gegensatz zu Kohlenhydraten und Fetten, die unser Körper rückstandslos zu Wasser und Kohlendioxid verbrennt, enthält Eiweiß stickstoffhaltige Aminogruppen, die unsere Nieren entgiften und die wir über den Urin ausscheiden. Daher ist es wichtig, bei einer eiweißreichen Ernährung genug Wasser zu trinken und so die Nieren bei ihrer Arbeit zu unterstützen.

Da wir in Deutschland in der Regel genug oder sogar zu viele Proteine essen, solltet ihr keine Probleme haben, die für Sportler empfohlene Menge zu erreichen. Allerdings ist es auch hier wichtig, auf möglichst hochwertige Eiweißquellen zurückzugreifen. Je besser unser Körper das Eiweiß verarbeiten kann, desto höher ist seine biologische Wertigkeit.

Das Optimum ist das klassische Hühnerei, es hat eine biologische Wertigkeit von 100. Ich sage immer, in Eiern steckt alles, was der Mensch braucht, außer Vitamin C. Auch Rindfleisch, Fisch und Milch haben eine hohe Wertigkeit, Vegetarier und Veganer können auf Soja, Quinoa und Hülsenfrüchte zurückgreifen. Kombiniert man diese Proteine clever mit anderen Lebensmitteln, steigt die Wertigkeit sogar noch – das beste Beispiel hierfür ist die Kombination Kartoffeln mit Ei, die eine Wertigkeit von 137 hat. Wer also im Alltag auf eine ausreichende Eiweißzufuhr achtet, der braucht nicht unbedingt extra Proteinshakes. Wenn es allerdings mal schnell gehen muss und man nicht so genau auf die Ernährung achten kann, können solche Shakes ganz praktisch sein. Auch

der richtige Zeitpunkt, wann ihr eiweißreich esst, hilft euch, die Proteine optimal zu nutzen. Nach dem Workout unterstützen sie euch bei der Regeneration, abends liefern sie dem Körper genügend Baumaterial, um über Nacht alle Erholungs- und Reparaturprozesse in die Wege zu leiten.

GUTE PROTEINQUELLEN

- ■ Eier
- ■ Rindfleisch
- ■ Geflügelfleisch
- ■ Fisch

- ■ Milch
- ■ Soja
- ■ Quinoa
- ■ Linsen

- ■ Bohnen
- ■ Erbsen

3 Fette

Fette machen nicht automatisch fett! Zwar ist ihre Kaloriendichte mit 9 Kilokalorien pro Gramm mehr als doppelt so hoch wie die von Kohlenhydraten und Proteinen, aber Fette sind für uns überlebenswichtig. Sie dienen unseren inneren Organen als Schutzhülle, sind Grundlage für die Produktion verschiedener Hormone (also auch wichtig für den Muskelaufbau) und Energiespeicher. Alle fettlöslichen Vitamine (A, D, E und K) kann unser Körper ohne Fette nicht verarbeiten. Entscheidend ist – wie so oft

im Leben – das richtige Maß. Und auch die Art der Fette spielt eine wichtige Rolle. Man unterscheidet gesättigte (zum Beispiel tierische und gehärtete Pflanzenfette), einfach ungesättigte (zum Beispiel Olivenöl, Avocado) und mehrfach ungesättigte (zum Beispiel Nüsse, fetter Fisch wie Lachs, Makrele etc.) Fettsäuren. Letztere sind für uns essenziell, das heißt, unser Körper kann sie nicht selbst bilden, wir müssen sie von außen zuführen.

Auf gehärtete Fette solltet ihr möglichst verzichten, sie stecken in Frittiertem, Fertiggerichten, Fertiggebäck, Chips etc. Sie belasten den Körper und können auf Dauer zu Arterienverkalkungen, Bluthochdruck und einem erhöhten Cholesterinspiegel führen. Gesunde, ungesättigte Fette hingegen bewirken genau das Gegenteil: Sie schützen das Herz-Kreislauf-System, senken den Cholesterinspiegel und verringern so das Risiko von Herz-Kreislauf-Erkrankungen. Das bedeutet aber nicht, dass ihr so viele Nüsse wie ihr nur könnt futtern solltet, denn sie haben zwar gesunde Fettsäuren, aber auch jede Menge Kalorien. Eine Handvoll Nüsse oder Mandeln als Snack sind super. Generell empfehle ich etwa 0,8 bis 1 Gramm Fett pro Kilogramm Körpergewicht.

GUTE FETTQUELLEN

- Avocados
- Walnüsse
- Mandeln
- Paranüsse
- Cashewkerne
- Chiasamen
- Leinsamen
- Olivenöl
- Leinöl
- Fetter Fisch (Lachs, Makrele, Hering)

Meine drei Top-Tipps zum Abnehmen:

1 Ernährungstracking

Ich bin immer wieder überrascht, wie schnell man vergisst, was man so den Tag über gegessen hat. Oder könnt ihr mir noch sagen, was es vorgestern zum Mittagessen bei euch gab? Das Problem daran: Wer nicht darauf achtet, was und wie viel er isst, der isst meistens zu viel! Daher empfehle ich euch Folgendes: Ladet euch eine Food-Tracking-App herunter (davon gibt es viele in der Basic-Version kostenlos, ich mag zum Beispiel die Lifesum-App) und gebt eine Woche lang genau ein, was ihr esst. So habt ihr die Daten schwarz auf weiß, seht, wie viele Kalorien und Nährstoffe ihr zu euch genommen habt, was euch eventuell fehlt. Das öffnet einem wirklich die Augen. Mir ging es genauso, als ich das das erste Mal ausprobiert habe: Ein großes Brötchen pur (ca. 100 Gramm) hat über 250 Kalorien, davon über 50 Gramm Kohlenhydrate – what? Je mehr ihr euch damit beschäftigt, desto besser lernt ihr einzuschätzen, welche Lebensmittel was enthalten, ihr lernt also, bewusster zu essen. Nach etwa einer Woche haben die meisten Menschen erfahrungsgemäß schon ein ganz gutes Gespür entwickelt. Dann könnt ihr, wenn ihr wollt, ohne App weitermachen. Wenn ihr dann ab und zu zum Überprüfen mal wieder einzelne Tage mittrackt und gut dabei seid, habt ihr es geschafft einzuschätzen, was und wie viel euer Körper täglich braucht.

2 Geduld

Ich weiß, ich weiß – das ist das Wort, das keiner gerne hört. Aber es ist nun mal die Wahrheit: Wer abnehmen möchte, braucht Geduld und sollte die Sache langsam angehen. Denn Crashdiäten, bei denen ihr hungert und schnell viel Gewicht verliert, sind nicht nur Unsinn, sondern auch ungesund! Wenn ihr die Kalorienzufuhr zu schnell und radikal senkt, denkt euer Körper, er sei in einer Notsituation, und reagiert mit den aus seiner Sicht sinnvollen Maßnahmen: Stoffwechsel herunterfahren und jedes Gramm gespeichertes Fett mit aller Macht verteidigen – es könnte das Überleben sichern. So kommt ihr also in einen Teufelskreis: Der Körper läuft auf Sparflamme, verbrennt

nur minimal Kalorien. Esst ihr dann nach eurer Hungerkur wieder normal, habt ihr – schwups! – die mühsam heruntergehungerten Pfunde schnell wieder drauf. Das bringt euch also nur eins: jede Menge Frust.

Natürlich müsst ihr euch einschränken, wenn ihr Gewicht verlieren möchtet, denn nur wer am Ende des Tages eine negative Kalorienbilanz hat, also mehr Kalorien verbraucht, als er zu sich nimmt, nimmt ab. Aber macht das in Maßen. Und esst euch an gesunden Lebensmitteln, die eine niedrige Kaloriendichte haben, aber im Magen viel Platz brauchen (zum Beispiel Gemüse), satt. Als Richtwert empfehle ich euch, etwa ein Pfund pro Woche abzunehmen. So habt ihr einen stetigen und nachhaltigen Erfolg.

3 Kein Naschkram im Haus

Gehört ihr wie ich zu den Leuten, die sich sagen: Ein Stückchen Schokolade ist schon okay – und dann ein paar Minuten später die ganze Tafel verputzt haben? Dann wird euch dieser Tipp weiterhelfen: Habt einfach keine Süßigkeiten im Haus! Denn wo keine Versuchung in der Nähe ist, erliegt man ihr auch nicht. Und die Sache mit dem Sich-Schokolade-oder-Chips-Einteilen funktioniert einfach bei den meisten

Menschen nicht. Dafür sorgt nicht nur die Lebensmittelindustrie mit ihren leckeren und fiesen Erfindungen (wusstet ihr zum Beispiel, dass sich Menschen allen Ernstes mit dem perfekten „Krachgeräusch" von Chips beschäftigen, das uns dazu bringt, immer wieder in die Tüte zu greifen?), sondern auch unsere genetische Programmierung (die scheinen wir einfach nicht loszuwerden!): Bekommt der Körper besonders süße oder fettreiche Nahrung, werden im Belohnungszentrum des Gehirns glücklich machende Stoffe wie Serotonin ausgeschieden, die uns sagen: „Wow, das schmeckt richtig gut, ich will mehr davon!" Denn sehr süße und fettreiche Nahrung war früher in der freien Wildbahn so selten, dass es sich gelohnt hat, möglichst viel davon zu essen, wenn man mal drankam.

Wir hingegen bekommen heute immer und überall solche Nahrung. Daher sollten wir uns in diesem Fall unsere Bequemlichkeit zunutze machen: Wenn wir Lust auf Süßes oder Fettiges haben, aber dafür nicht nur zum Küchenschrank, sondern zum nächsten Supermarkt laufen müssen, ist die Chance ungleich größer, dass wir darauf verzichten. Denn dann siegt die Bequemlichkeit über den Naschdrang. Bequemlichkeit hat also manchmal auch ihre guten Seiten!

MEINE DREI TOP-TIPPS FÜR DEN MUSKELAUFBAU

1 REGELMÄSSIG SNACKEN!

Wer Muskeln aufbauen will, der muss fleißig trainieren und mehr essen, als er verbraucht. Falls ihr tatsächlich Schwierigkeiten haben solltet, eure täglich erforderliche Kalorienmenge zu erreichen, helfen euch regelmäßige (gesunde!) Snacks dabei. Stellt euch zum Beispiel einen Reminder im Smartphone ein, der euch daran erinnert, wenn ihr den Tag über unterwegs seid, so stellt ihr sicher, wenn der Alarm losgeht, das zu essen, was ihr geplant habt.

2 HOHE ENERGIEDICHTE

Allen, die abnehmen möchten, empfehle ich immer Nahrungsmittel mit einer niedrigen Energiedichte und viel Volumen – so sollten sie viel Gemüse und Ballaststoffe essen. Für den Muskelaufbau macht das genaue Gegenteil Sinn. Um keine Unmengen essen zu müssen, solltet ihr gezielt auf gesunde Snacks mit vielen Kalorien setzen. Einer meiner Kunden isst zum Beispiel mehrmals am Tag einen Esslöffel Erdnussbutter mit Honig – das schmeckt sensationell und er kommt so leicht auf seine nötigen Kalorien.

3 DAS RICHTIGE ESSEN

Einer der größten Fehler, die man beim Muskelaufbau machen kann, ist, einfach nur viel zu essen und nicht darauf zu achten, was. Ich sage immer: „Dick werden kann jeder!" Aber Muskelaufbau hat nichts mit dem täglichen Besuch von Fast-Food-Ketten zu tun, ganz im Gegenteil. Ihr sollt weiterhin qualitativ hochwertig essen, aber eben etwas mehr als nötig. Wenn ihr euch daran haltet und sinnvoll trainiert, werdet ihr bald erste Ergebnisse sehen – versprochen!

MEINE REZEPTE

Jetzt wird es lecker! Ich habe für euch meine absoluten Lieblingsrezepte zusammengetragen – sie sind gesund, abwechslungsreich und liefern euch jede Menge Power. Damit ihr alle was von den Rezepten habt, ist jeweils ein Mittag- und ein Abendessen vegetarisch und eines vegan. Als besonderes Schmankerl habe ich außerdem je ein afrikanisches Rezept ausgewählt – die müsst ihr einfach probieren! Die Mengenangaben für alle Rezepte sind, wenn nichts anderes dabeisteht, für eine Portion berechnet. Wer für mehr Personen oder vorkochen möchte, vervielfacht die Menge einfach entsprechend. Lasst es euch schmecken!

FRÜHSTÜCK

FITNESS-FRÜHSTÜCKSMUFFINS

Zutaten (für 6 Stück)
- 2 EL geschmolzenes Kokosöl
- ½ reife Banane
- 5 Eier
- 60 g gemahlene Haferflocken
- 3 EL fettarme Milch
- 1 TL Backpulver
- optional: 30 g Katenschinken (für alle, die es deftig mögen)

Zubereitung
Ofen auf 180 Grad vorheizen. Katenschinken kurz in der Pfanne braten, beiseitestellen. Kokosöl in eine kleine Schüssel geben, Schüssel in einen Topf mit etwas warmem Wasser stellen und das Kokosöl schmelzen lassen (Kokosöl schmilzt schon bei 23 Grad!). Banane mit einer Gabel zerdrücken und mit den restlichen Zutaten in einem Mixer vermengen. Den Schinken mit einem Löffel unterrühren, die Teigmasse auf sechs Muffin-Förmchen verteilen. 12–15 Minuten backen.

BANANEN-SCHOKO-OVERNIGHT-OATS

Zutaten

- 1 reife Banane
- 1 TL Backkakao, stark entölt
- 50–100 ml fettarme Milch
- 50 g Haferflocken
- 200 g Magerquark
- 100 g Beeren nach Wahl

GUT ZU WISSEN

Die Haferflocken quellen über Nacht auf und sind so besonders leicht verdaulich.

Zubereitung

Banane mit Kakao und Milch pürieren. Haferflocken untermischen. Die Masse in ein Einmachglas füllen, den Magerquark darauf verteilen, die Beeren darübergeben, über Nacht in den Kühlschrank stellen, am nächsten Morgen genießen.

LOW CARB PANCAKES

Zutaten (für 6 Stück)

- 3 EL Kokosmehl
- ½ TL Backpulver
- ½ TL gemahlene Bourbonvanille
- 1 Prise Salz
- 4 Eier
- 125 ml fettarme Milch
- 1 EL Apfelmus
- etwas Fett zum Braten

Zubereitung

Kokosmehl, Backpulver, Vanille und Salz miteinander vermischen. Eier aufschlagen, mit Milch und Apfelmus in einer separaten Schüssel ebenfalls vermengen. Beide Mischungen in einer großen Schüssel zu einer glatten Masse verrühren. Portionsweise in eine Pfanne mit etwas heißem Fett geben und Pancakes von beiden Seiten goldbraun braten.

THUNFISCHOMELETT MIT GEMÜSESTICKS

Zutaten

■ 3 Eier

■ 1 Schuss fettarme Milch

■ Salz

■ Pfeffer

■ etwas Fett zum Braten

■ 1 Dose Thunfisch (in Wasser)

■ Gemüsesticks nach Wahl (Karotten, Paprika, Gurke etc., am besten Bioware!)

Zubereitung

Die Eier aufschlagen, in eine Schüssel geben und mit der Milch gut verquirlen. Salzen und pfeffern, in eine heiße Pfanne mit etwas Fett geben und leicht stocken lassen. Thunfisch abgießen und über der Eimasse in der Pfanne verteilen. Omelett von beiden Seiten goldbraun anbraten. Gemüse waschen, in Sticks schneiden und zum Omelett servieren.

BEERENQUARK MIT NÜSSEN

GUT ZU WISSEN

Chiasamen gelten als Superfood, sie enthalten viel hochwertiges Eiweiß, viele Mineral- und Ballaststoffe und Vitamine. Alternativ könnt ihr auch Leinsamen verwenden.

Zutaten

■ 200 g Magerquark

■ ca. 50 ml fettarme Milch

■ 1 EL Leinöl (kalt gepresst)

■ 100 g Beeren nach Wahl (frisch oder TK)

■ 1 Handvoll Nüsse (Walnüsse oder Paranüsse)

■ optional: 1 EL Chiasamen

Zubereitung

Magerquark in eine Schüssel geben, mit Milch und Leinöl zu einer glatten Masse verquirlen. Beeren (frisch) waschen bzw. am Abend zuvor auftauen (TK) und mit einem Löffel unterrühren. Nüsse und eventuell Chiasamen dazugeben, alles verrühren.

SPIEGELEIER MIT TOMATEN (AFRIKANISCH)

Zutaten

- 1 kleine Zwiebel
- 2 Tomaten
- etwas Fett zum Braten
- Salz und Pfeffer
- frische Kräuter nach Wahl
- 2 Eier

Zubereitung

Zwiebel schälen und fein hacken, Tomaten waschen und klein schneiden. Zwiebeln in einer heißen Pfanne mit etwas Fett glasig dünsten, Tomaten dazugeben, salzen und pfeffern. Kräuter waschen, fein hacken und zu zwei Dritteln zu der Tomaten-Zwiebel-Mischung dazugeben, alles etwa 2 Minuten ziehen lassen. In einer separaten Pfanne die Spiegeleier braten. Eier und Tomatenmischung auf einen Teller geben, alles mit den restlichen Kräutern bestreuen.

GREEN SMOOTHIE SPEZIAL

Zutaten

- ½ Zitrone
- 1,5 cm Ingwer (geschält)
- ½ Bund Petersilie
- etwas Möhrengrün
- 4 Spinat-Nuggets (tiefgekühlt)
- 250 ml Wasser

GUT ZU WISSEN

Grünes Blattgemüse ist ein super Nährstofflieferant. Je dunkler das Gemüse, desto mehr gesunde Inhaltsstoffe stecken drin. Achtet auf Bioqualität!

Zubereitung

Zitrone auspressen, Ingwer fein hacken, Petersilie und Möhrengrün waschen und fein hacken. Zitronensaft und die übrigen Zutaten mit Wasser gut durchmixen.

MITTAGESSEN

QUINOA-POWERSALAT

Zutaten

- 160 ml Gemüsebrühe
- 80 g Quinoa
- 120 g Grünkohl (frisch oder TK)
- ½ Dose Kichererbsen
- ½ Granatapfel
- 1 Zweig Minze
- 1 Orange (bio)
- ½ Knoblauchzehe
- 1 TL Olivenöl
- 1 TL Sumach (oder Limettensaft)
- 1 TL Granatapfelsirup
- 1 TL Orangensaft
- Salz und Pfeffer

GUT ZU WISSEN

Sumach verleiht dem Salat einen Hauch Exotik. Ihr bekommt das Gewürz z. B. im türkischen Supermarkt eures Vertrauens.

Zubereitung

Gemüsebrühe in einem Topf aufkochen, Quinoa dazugeben und nach Packungsanweisung zubereiten. Grünkohl waschen bzw. auftauen, hacken, Kichererbsen abspülen, Kerne aus dem Granatapfel lösen, Minze hacken, Orange schälen und in Scheiben schneiden. Grünkohl mit Quinoa, Kichererbsen, Granatapfelkernen, Minze und Orangenscheiben vermischen. Knoblauch in eine Schüssel geben und pressen, mit Olivenöl, Sumach, Granatapfelsirup und Orangensaft vermischen, salzen und pfeffern. Das Dressing mit dem Salat vermischen, ein paar Minuten ziehen lassen. Ideal dazu passt ein gegrillter Maiskolben, aber bitte ohne das übliche "Butterbad"!

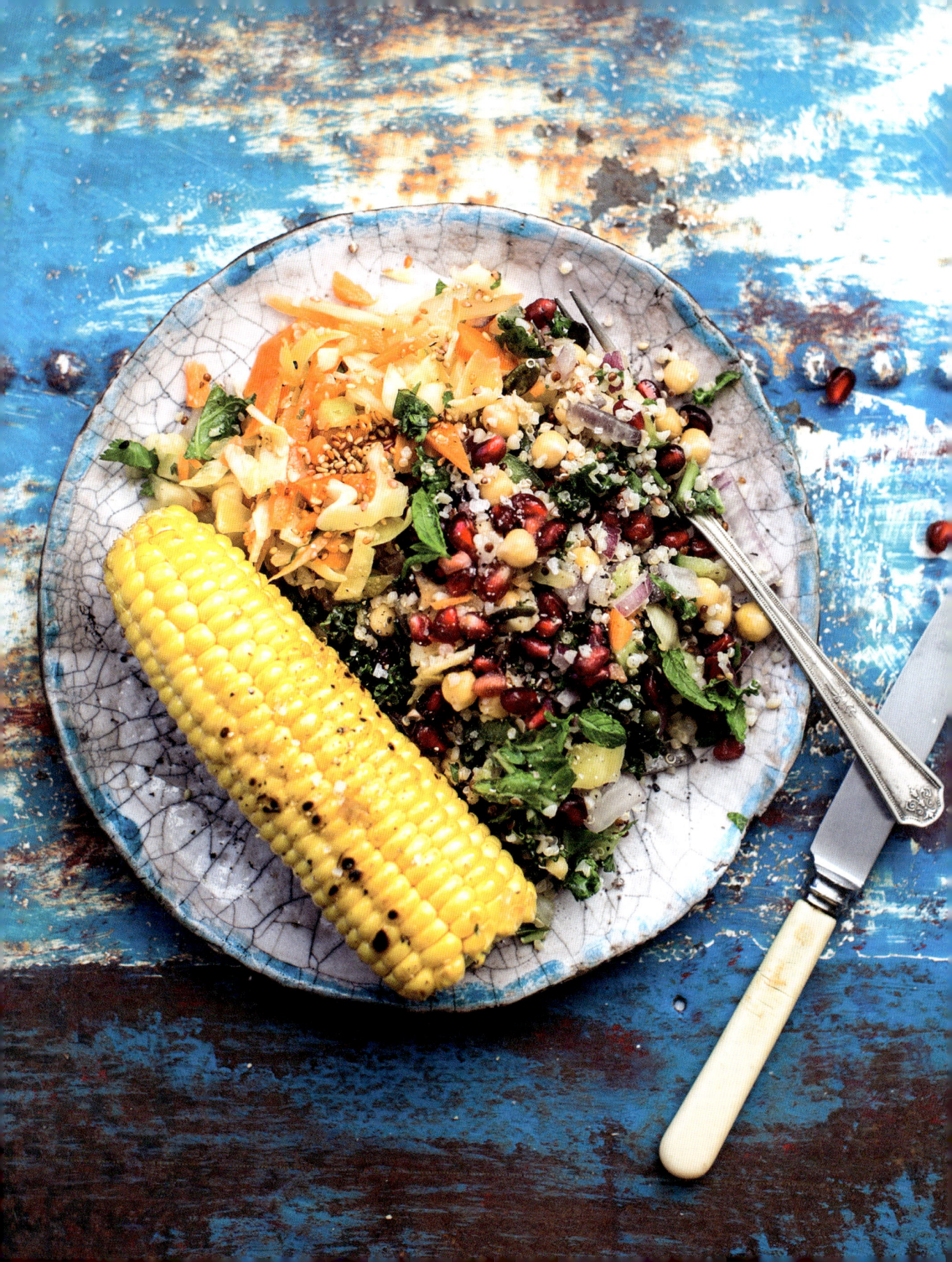

PUTEN-SÜSSKARTOFFEL-PFANNE

Zutaten

- 275 g Süßkartoffeln
- ½ gelbe Paprika
- ½ Zwiebel
- 1 Knoblauchzehe
- 30 g Mozzarella
- ¼ Bund Petersilie
- 150 g Putenhackfleisch
- etwas Fett zum Anbraten
- Salz und Pfeffer

GUT ZU WISSEN

Ich liebe Süßkartoffeln! Sie bringen Abwechslung auf den Tisch und überzeugen durch ihren hohen Gehalt an den Vitaminen A, C und E.

Zubereitung

Süßkartoffeln schälen und in mundgerechte Stücke schneiden. Paprika und Zwiebel würfeln, Knoblauch fein hacken, Mozzarella würfeln, Petersilie zupfen und fein hacken. Den Ofen auf 200 Grad Celsius vorheizen, das Hackfleisch in einer heißen, ofenfesten Pfanne mit etwas Fett goldbraun braten. Zwiebeln und Knoblauch dazugeben und kurz mitbraten. Süßkartoffeln und etwas Wasser dazugeben, Deckel auf die Pfanne und alles bissfest garen. Salzen und pfeffern, mit Mozzarella bestreuen und im Ofen überbacken, bis der Käse goldbraun wird.

Am Schluss gezupfte Petersilie darüberstreuen.

ORANGENHÄHNCHEN MIT QUINOA

Zutaten

- 160 ml Gemüsebrühe
- 80 g Quinoa
- 1 kleine Orange (bio)
- 3 g Ingwer, geschält
- etwas Sojasauce
- 1 EL Honig
- 1 EL Reisessig
- Salz und Pfeffer
- 200 g Hähnchenbrustfilet
- etwas Fett zum Braten
- 1 Zehe Knoblauch
- 7 g Speisestärke
- etwas Frühlingszwiebeln und Sesam zum Garnieren

GUT ZU WISSEN

Quinoa ist ein glutenfreies Pseudogetreide, kalorienarm, ballaststoff- und eiweißreich. Zudem steckt viel Vitamin B drin und es enthält viel Eisen und Kalzium.

Zubereitung

Gemüsebrühe in einem Topf aufkochen, Quinoa dazugeben und nach Packungsanweisung zubereiten. Orange waschen, etwas von der Schale abreiben und den Saft auspressen. Beides in eine Schüssel geben, den Ingwer hineinreiben, Sojasauce, Honig und Reisessig untermischen, salzen und pfeffern. Hähnchenbrustfilet in einer heißen Pfanne mit etwas Fett scharf anbraten, Knoblauch hacken und dazugeben. Fleisch unter mehrmaligem Wenden durchgaren. Die Orangensauce dazugeben, mit der Speisestärke etwas andicken und alles ca. 2 Minuten ziehen lassen.

Mit Quinoa servieren, das Ganze mit Frühlingszwiebelstreifen und etwas Sesam garnieren.

JOLLOF RICE MIT HÄHNCHENSCHENKELN (AFRIKANISCH)

Zutaten

- 1 Hähnchenschenkel
- 1 Zwiebel
- etwas Fett zum Anbraten
- 175 g passierte Tomaten
- 1 Würfel fette Brühe
- 250 ml Wasser
- 125 g Reis

GUT ZU WISSEN

Jollof Rice ist ein Klassiker der westafrikanischen Küche und auch in meinem Heimatland Togo sehr beliebt!

Für die Marinade

- ½ TL Hühnerbrühe
- 1 EL Paprikapulver (süß)
- 1 Prise Currypulver

- ½ TL Honig (flüssig)
- 1 Knoblauchzehe (gepresst)
- 50 ml Pflanzenöl

Zubereitung

Aus den angegebenen Zutaten die Marinade anrühren, mit einem Pinsel auf den Hähnchenschenkel streichen und alles am besten über Nacht im Kühlschrank ziehen lassen.

Zwiebel schälen und fein hacken, in einer heißen Pfanne mit etwas Fett glasig dünsten. Passierte Tomaten dazugeben, Brühwürfel und Wasser dazu, alles ein paar Minuten sanft köcheln lassen. Reis dazugeben und in der Pfanne garen. Den marinierten Hähnchenschenkel in einer heißen Pfanne mit etwas Fett scharf anbraten, dann bei geringer Hitze zugedeckt etwa 20 Minuten schmoren lassen.

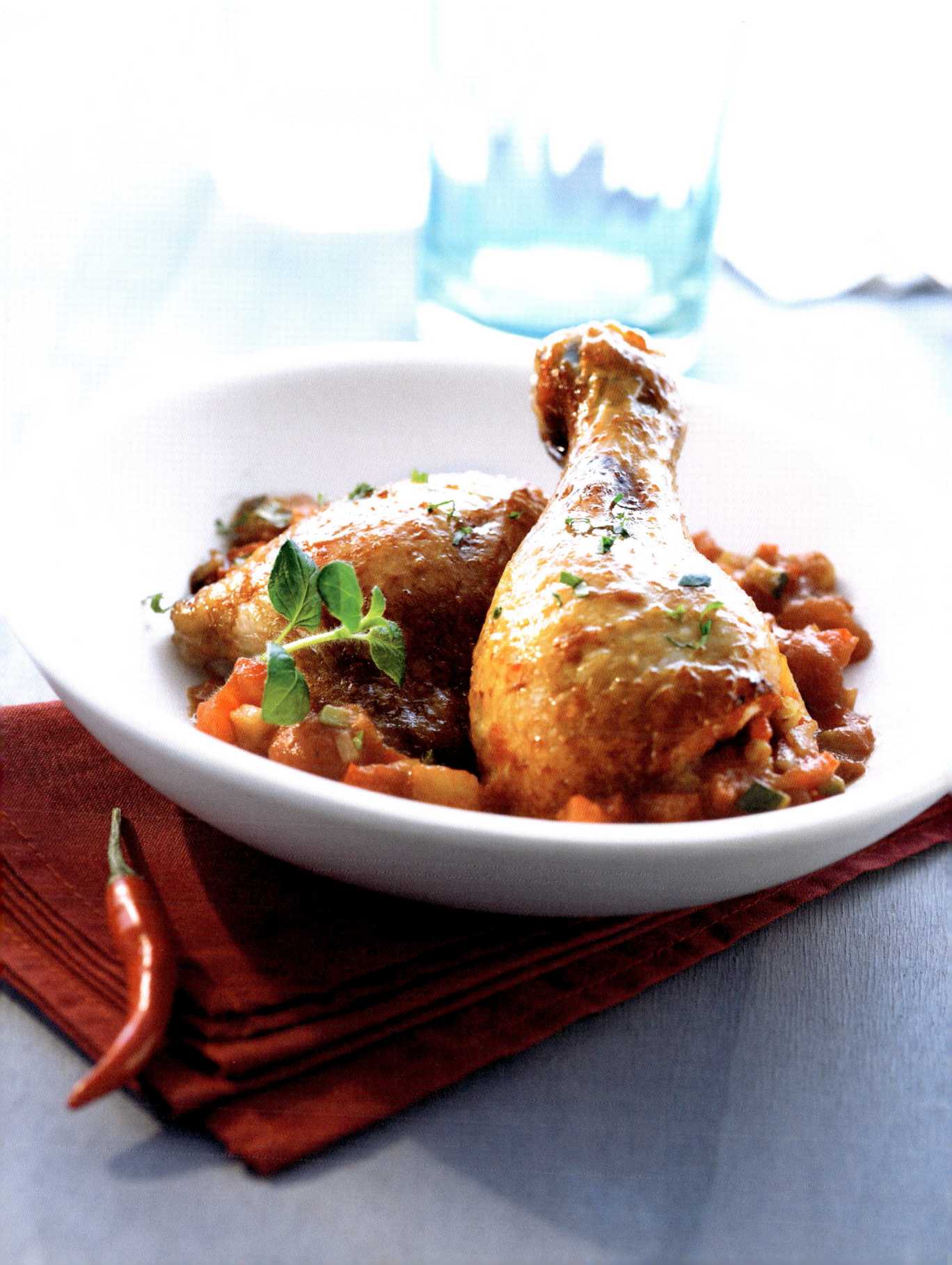

BARBECUE-HÄHNCHEN-BURGER MIT JALAPEÑO-AVOCADO-CREME

Zutaten

Für die Barbecuesauce:

- ½ TL Senfkörner
- ½ Zwiebel
- 1 Knoblauchzehe
- etwas Fett zum Anbraten
- 125 ml passierte Tomaten

- 35 g Tomatenmark
- 1 EL Balsamicocreme
- ½ TL brauner Zucker
- Pfeffer, Salz und Chilipulver

Für die Jalapeño-Avocado-Creme:

- 1 reife Avocado
- 15 g Jalapeños

- 1 EL Limettensaft
- 1 TL Chilipulver

Sonstiges:

- 150 g Hähnchenbrustfilet
- Hühnerbrühe

- 1 (Vollkorn-)Brötchen
- etwas Salat

Zubereitung

Für die Barbecuesauce die Senfkörner zerbröseln, die Zwiebel schälen und würfeln, den Knoblauch pressen, alles in einer heißen Pfanne mit etwas Fett anbraten. Mit den passierten Tomaten ablöschen, die restlichen Zutaten dazugeben, kurz erhitzen, dann in eine hohe Schüssel geben und alles pürieren.

Für die Jalapeño-Avocado-Creme Avocado schälen und entkernen, in eine separate Schüssel geben. Jalapeños fein hacken, dazugeben, Limettensaft und Chilipulver dazu, alles gut pürieren.

Das Hähnchenbrustfilet in der Hühnerbrühe etwa 10 Minuten garen, Fleisch mit einer Gabel zerpflücken und mit der Barbecuesauce vermischen. Das Brötchen toasten und mit Salat und Barbecuehähnchen belegen, Jalapeño-Avocado-Creme darübergeben.

LINSEN-LASAGNE (VEGAN)

Zutaten

- 50 g rote Linsen
- 100 ml Wasser
- 1 kleine Zwiebel
- ½ Knoblauchzehe
- 1 EL Olivenöl
- 175 g passierte Tomaten
- ½ TL Gemüsebrühpulver
- Salz und Pfeffer
- frische Kräuter (z. B. Oregano, Basilikum etc.)
- 20 g Naturreis
- 1 EL Wasser
- ½ TL Cashewmus
- etwas frische Petersilie
- Lasagneplatten
- ½ EL Hefeflocken

GUT ZU WISSEN

Hefeflocken gelten unter Veganern als echte Geheimwaffe – sie sind in diesem Gericht ein toller Käseersatz.

Zubereitung

Linsen waschen, mit 100 Milliliter Wasser aufkochen und bei kleiner Hitze etwa 12 Minuten garen. Zwiebel schälen und würfeln, Knoblauch fein hacken, beides in einer heißen Pfanne mit dem Olivenöl anschwitzen. Passierte Tomaten dazugeben, mit Gewürzen und Kräutern abschmecken. Den Reis mahlen, mit Wasser anrühren, zur Sauce geben, alles etwas köcheln lassen. Cashewmus, Linsen und Petersilie dazugeben. In eine feuerfeste Auflaufform immer im Wechsel Lasagneplatten und Tomaten-Linsen-Mischung übereinanderschichten. Mit den Hefeflocken bestreuen. Alles bei ca. 180 Grad Celsius eine Stunde im Ofen überbacken.

BULGURSALAT MIT AVOCADO (VEGETARISCH)

Zutaten

- 120 ml Gemüsebrühe
- 60 g Bulgur
- ½ rote oder gelbe Paprika
- 2 Frühlingszwiebeln
- ¼ Bund Minze
- 1 kleine Avocado
- Saft einer ½ Zitrone
- 1 EL Olivenöl
- ½ TL Honig (flüssig)
- ½ TL Kreuzkümmel (gemahlen)
- Salz und Pfeffer
- 50 g Feta

GUT ZU WISSEN

Paprika ist superlecker und supergesund – schon eine halbe Paprika am Tag deckt euren Vitamin-C-Bedarf!

Zubereitung

Gemüsebrühe in einem Topf aufkochen, Bulgur dazugeben und nach Packungsanweisung zubereiten. Paprika waschen, vierteln und in Streifen schneiden. Frühlingszwiebeln putzen und in feine Ringe schneiden. Minze waschen, abzupfen und fein hacken. Avocado schälen und entkernen, würfeln. Bulgur, Paprika, Avocado, Frühlingszwiebeln und Minze in eine Salatschüssel geben, alles gut vermischen. Für das Dressing Zitronensaft, Olivenöl, Honig, Kreuzkümmel, Salz und Pfeffer in einer kleinen Schüssel vermengen. Sauce über den Salat geben, Feta darüberbröseln.

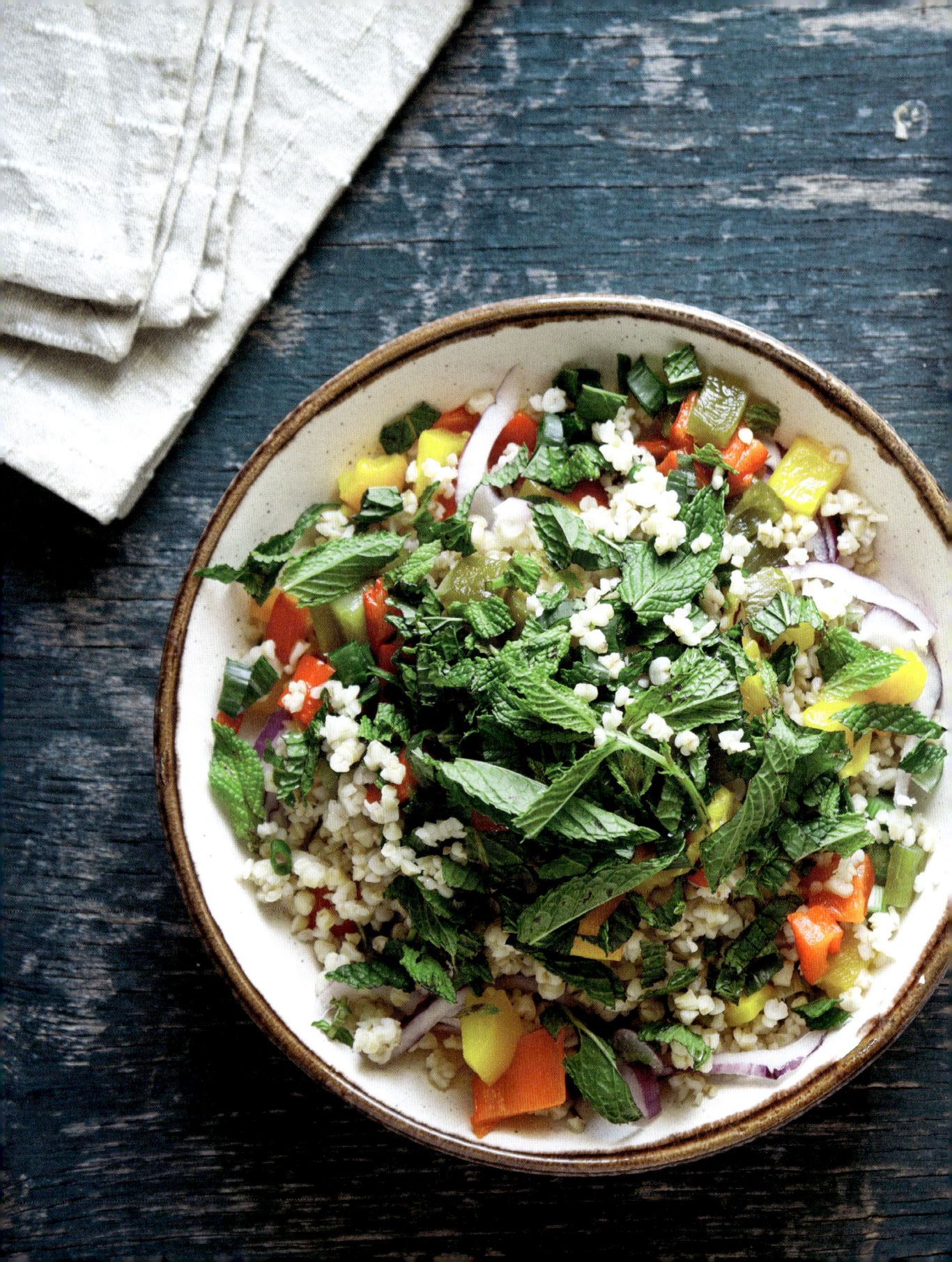

ABENDESSEN

HACKFLEISCHBÄLLCHEN MIT ROSMARIN-AIOLI

Zutaten

Für die Fleischbällchen:

- 1 kleine Zwiebel
- 1 TL Olivenöl
- 150 g Rinderhack
- 1 Ei
- 10 g Streukäse
- 10 g gemahlene Mandeln

Für die Aioli:

- 4 Zweige frischer Rosmarin
- 2 Knoblauchzehen
- 160 g leichte Mayo
- Salz und Pfeffer

Für den Tomaten-Gurken-Salat:

- 2 Tomaten
- ¼ Salatgurke
- 1 kleine Zwiebel
- 1 TL Schnittlauch (frisch oder TK)
- Salz und Pfeffer
- etwas Zitronensaft
- 1 TL Öl

Zubereitung

Für die **Hackbällchen** die Zwiebel schälen und fein hacken. In einer heißen Pfanne mit dem Olivenöl goldbraun dünsten lassen. Die Zwiebeln in eine Schüssel geben, mit den restlichen Zutaten vermischen und aus der Masse kleine Bällchen formen. In einer heißen Pfanne von allen Seiten durchbraten. Für die **Aioli** die Rosmarinnadeln abzupfen und sehr fein hacken. Den Knoblauch pressen und mit den restlichen Zutaten verrühren. Für den **Tomaten-Gurken-Salat** die Tomaten waschen und achteln, die Salatgurke waschen und würfeln, die Zwiebel schälen und in feine Ringe schneiden. Alles in einer Schüssel vermischen. Den Schnittlauch hinzugeben, salzen und pfeffern. Für das Dressing den Zitronensaft mit dem Öl vermischen und über den Salat geben. Fünf Minuten ziehen lassen.

RINDFLEISCH MIT BLUMENKOHLREIS

Zutaten

- 1 kleiner Blumenkohl
- ½ Zwiebel
- 1 Knoblauchzehe
- 5 g Ingwer, geschält
- 1 TL Sesamkörner
- 1 TL Reisessig
- 1 Spritzer Sesamöl
- 3 EL Sojasauce
- 1 EL Honig
- ½ TL Chiliflocken

- etwas Fett zum Anbraten
- ½ TL Speisestärke
- 150 g mageres Rindfleisch
- Salz und Pfeffer

GUT ZU WISSEN

Blumenkohlreis eignet sich perfekt als kalorienarme Beilage, sieht aus wie Reis und schmeckt super!

Zubereitung

Blätter und Strunk entfernen, den Blumenkohl grob hacken und im Mixer zu „Reis" zerkleinern. Zwiebel und Knoblauch schälen und fein würfeln, Ingwer reiben. Die Hälfte der Zwiebel- und Knoblauchwürfel mit Sesamkörnern in einer heißen Pfanne kurz anrösten. Blumenkohlreis, Reisessig und Sesamöl dazugeben, weitere 5–8 Minuten anbraten. In der Zwischenzeit Sojasauce, Honig, restlichen Knoblauch, Ingwer und Chiliflocken in einer Schüssel zur Sauce vermischen. In einer separaten Pfanne mit etwas Fett die restlichen Zwiebeln andünsten, mit der Sauce ablöschen, Speisestärke unterrühren und kurz ziehen lassen. Das in Streifen geschnittene Rindfleisch dazugeben, salzen und pfeffern und ein paar Minuten mitbraten. Mit Blumenkohlreis servieren.

HONIG-LACHS MIT GRÜNEM OFENSPARGEL

Zutaten

- 1 Zitrone
- 250 g grüner Spargel
- Salz
- Pfeffer
- 2 Zweige Rosmarin
- 125 g Lachsfilet
- 1 Prise Cayennepfeffer
- 1 TL Olivenöl
- 1 Knoblauchzehe
- 1 TL Honig
- 1 TL Apfelessig
- 1 TL warmes Wasser

GUT ZU WISSEN

Grünen Spargel müsst ihr im Gegensatz zu weißem Spargel nicht schälen.

Zubereitung

Den Ofen auf 200 Grad Celsius vorheizen (Umluft). Die Zitrone in Scheiben schneiden. Den Spargel mit dem Saft einer halben Zitrone beträufeln, salzen und pfeffern. In eine ofenfeste Form legen, Rosmarin und Zitronenscheiben dazugeben und etwa 15–20 Minuten backen. In der Zwischenzeit den Lachs mit Salz, Pfeffer und Cayennepfeffer würzen und in einer heißen Pfanne mit dem Olivenöl von beiden Seiten braten, bis er halb gar ist. Den Knoblauch pressen, zum Lachs geben und kurz mitbraten. Honig, Essig, Wasser und etwas Zitronensaft zum Lachs geben. So lange braten, bis die Sauce etwas eingedickt ist. Mit dem Ofenspargel servieren. Zur Dekoration eignen sich zum Beispiel Rucola und Kirschtomaten, sieht nicht nur super aus sondern gibt euch auch noch den extra Frische-Kick.

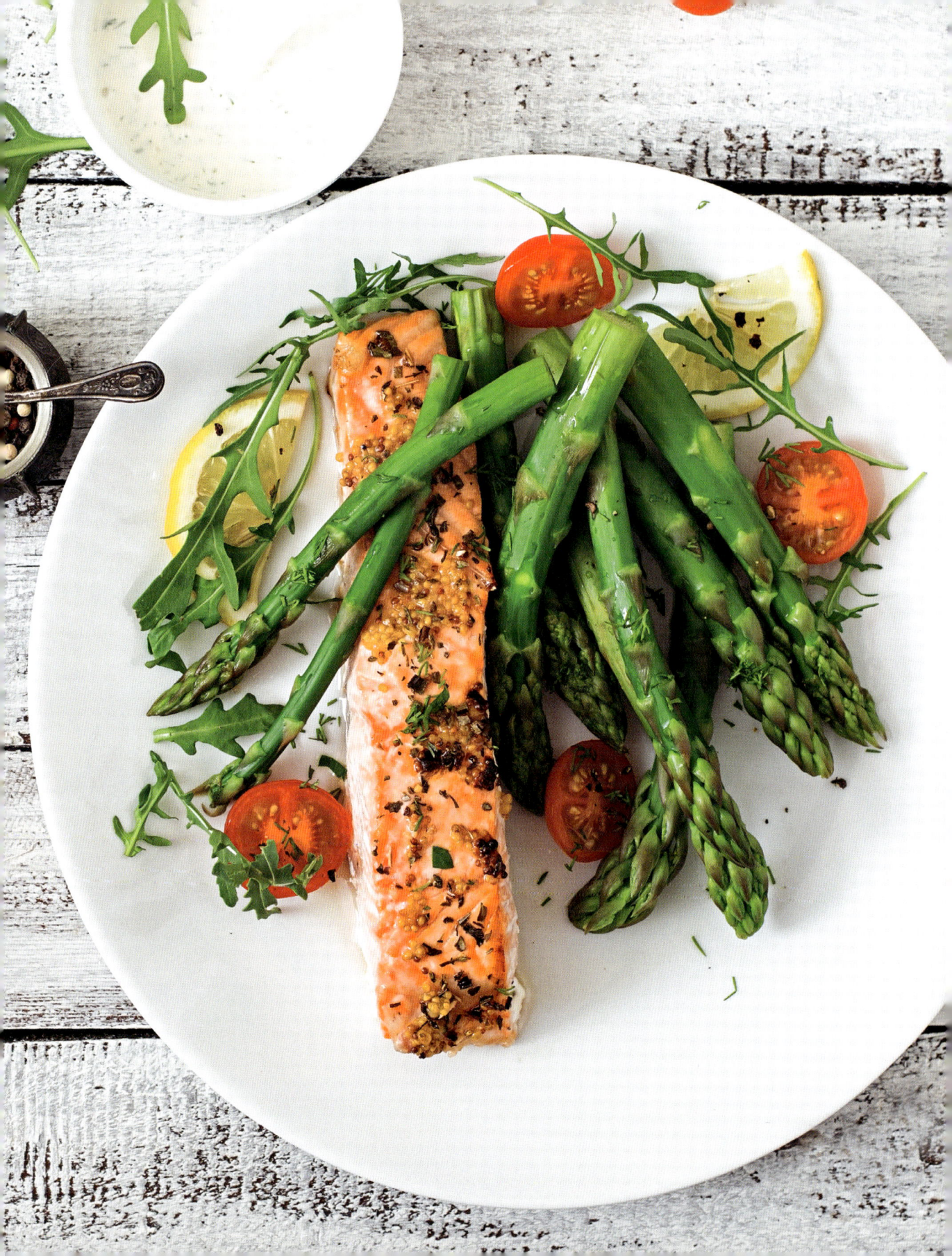

BROKKOLI-EIER-AUFLAUF

Zutaten

- ½ Brokkoli
- 100 g Hinterkochschinken
- 70 g Mozzarella
- 1 Frühlingszwiebel

- 4 Eier
- Kräuter der Provence
- Salz und Pfeffer
- Cayennepfeffer

Zubereitung

Ofen auf 180 Grad Celsius vorheizen. Brokkoli in Röschen schneiden, Strunk schälen und fein würfeln. Schinken und Mozzarella würfeln, Frühlingszwiebel waschen und in feine Ringe schneiden. Eier verquirlen und mit Kräutern, Salz, Pfeffer und Cayennepfeffer kräftig würzen. Alles miteinander vermengen und in eine Auflaufform geben, ca. 50 Minuten backen.

GEMÜSEPFANNE MIT FETA (VEGETARISCH)

Zutaten

- 300 g Kartoffeln
- 1 Zwiebel
- 500 g Gemüse nach Wahl (Brokkoli, Zucchini, Paprika, Karotten etc.)

- etwas Fett zum Anbraten
- Kräuter der Provence
- Salz und Pfeffer
- 80 g Feta

Zubereitung

Kartoffel und Zwiebel schälen und würfeln, Gemüse schälen und klein schneiden. Kartoffeln in einem Topf mit kochendem Wasser ca. 15–20 Minuten garen. Die Zwiebel in einer heißen Pfanne mit etwas Fett glasig dünsten. Gemüse dazugeben, eventuell mit etwas Wasser ablöschen und ein paar Minuten köcheln lassen. Kartoffeln dazugeben, alles ca. 5 Minuten anbraten und dabei gut würzen. Zum Schluss Feta darüberbröseln und schmelzen lassen.

ZITRONEN-RISOTTO MIT SAFRAN (VEGAN)

Zutaten

- 125 g Risottoreis
- 1 TL Öl
- etwas Weißwein

- Safranfäden
- 250 ml Gemüsebrühe
- 1 Zitrone (bio)

Zubereitung

Den Risottoreis in einer heißen Pfanne mit dem Öl kurz anbraten, mit dem Weißwein ablöschen. Die Safranfäden hinzugeben, das Ganze mit der Gemüsebrühe aufgießen und ca. 20 Minuten köcheln lassen, bis der Reis eingedickt ist, dabei regelmäßig umrühren. Die Zitrone darüber auspressen und das Risotto servieren.

SWEET PORRIDGE (AFRIKANISCH), (VEGAN)

Zutaten

- 200 g Tapioka
- 300 ml Mandelmilch
- Kokosblütensirup zum Süßen

- 100 g Blaubeeren
- etwas Zimt

Zubereitung

Tapioka und Mandelmilch in einen Topf geben und unter ständigem Rühren aufkochen lassen. Nach ca. 10 Minuten sollte eine dickflüssige Masse entstanden sein. Mit etwas Kokosblütensirup süßen und in eine Müslischale geben. Blaubeeren darauf verteilen und mit Zimt bestäuben.

MEINE 5 BESTEN SNACKS

Wenn euch zwischendurch mal der kleine Hunger packt, greift nicht zu Schokoriegeln, Chips und Gummibärchen, sondern holt euch mit diesen fünf Super-Snacks sofort neue Power!

1 JOGHURT MIT NÜSSEN UND HONIG

Zutaten
- 150 g fettarmer Joghurt
- 20 g Nüsse nach Wahl
- ½ TL Honig

Zubereitung
Den Joghurt in eine Müslischale geben, Nüsse hacken und darübergeben, Honig untermischen.

2 GEMÜSESTICKS MIT JOGHURT-DIP

Zutaten
200 g rohes Gemüse nach Wahl (Karotten und Paprika sind meine Favoriten)
100 g fettarmer Joghurt
Salz, Pfeffer, eventuell frische Kräuter

Zubereitung
Das Gemüse schälen und in mundgerechte Sticks schneiden, den Joghurt in eine Müslischale geben, salzen und pfeffern, eventuell die gehackten frischen Kräuter untermischen. Sticks in den Joghurt dippen und genießen!

3 1 BIS 2 GEKOCHTE EIER

Ich koche am Wochenende oft Eier vor, damit ich immer welche zur Hand habe für den Hunger zwischendurch. Sie enthalten alles, was der Körper braucht – außer Vitamin C –, sättigen super und sind leicht verdaulich. Achtet auf Bioqualität und, wenn möglich, regionale Anbieter!

4 BEERENSMOOTHIE

Zutaten
100 g Beeren (frisch oder TK)
200 ml Mandelmilch oder normale Milch
1 EL fettarmer Joghurt
1 TL Honig

Zubereitung
Beeren waschen bzw. auftauen, in einen Mixer geben, Milch, Joghurt und Honig dazugeben und alles gut durchmixen.

5 EINE HANDVOLL MANDELN

Mandeln sind ein super Snack für zwischendurch. Sie enthalten wertvolle ungesättigte Fettsäuren, viel Kalzium, Magnesium und Kalium. Sie machen lange satt und man kann sie überallhin mitnehmen!

TIMING IST ALLES!

Es kommt nicht nur darauf an, was ihr esst, sondern auch, wann! Daher habe ich für euch zwei Tagespläne entworfen, die euch helfen, das Essen richtig zu timen – los geht's!

1 TRAININGSTAG

Frühstück (ca. 7 Uhr)

Ein guter Start ist an einem Trainingstag besonders wichtig! Esst nach dem Aufstehen ein kohlenhydratreiches Frühstück, zum Beispiel die Bananen-Schoko-Overnight-Oats (S. 37) oder meine Frühstücksmuffins (S. 36), so habt ihr gleich genügend Power! Ein absolutes No-Go: nicht frühstücken! Das ist ungesund und kontraproduktiv. Wer wenig Zeit hat, kann auch auf ein Trinkfrühstück zurückgreifen, zum Beispiel auf meinen Green Smoothie (S. 39).

Mittagessen (ca. 13 Uhr)

Mittags kommt es darauf an, euer Energielevel zu halten, ohne den Magen dabei zu belasten. Das schafft ihr mit einer ausgewogenen Mahlzeit, die genügend Eiweiß, Kohlenhydrate und gesunde Fette enthält. Alle meine Lunch-Rezepte (ab S. 40) lassen sich super vorkochen und dann in einer Box in die Arbeit mitnehmen. So seid ihr bestens versorgt und kommt gar nicht erst in Versuchung, zum Dönerladen um die Ecke zu laufen oder euch belegte Brötchen beim Bäcker zu holen!

Pre-Workout-Shake (ca. 17 Uhr)

Wenn ihr direkt von der Arbeit ins Training geht, bereitet den Shake am besten morgens zu Hause vor und nehmt ihn mit.

Rezept: 3 g geriebener Ingwer, 200 g gekochte Rote Bete, 1 Prise Salz, 100 g TK-Beeren und optional 5 g Arginin in einen Mixer geben und gut durchmixen.

Dieser Shake zielt auf eine optimale Durchblutung und Gefäßerweiterung. So könnt ihr eine bessere Leistung bringen und beugt gleichzeitig Verletzungen vor.

Training (ca. 18 Uhr)

Meiner Erfahrung nach trainieren die meisten Leute nach der Arbeit, daher habe ich das Training auf diesen Termin gelegt. Trainiert ihr zu einer anderen Tageszeit, einfach den Pre-Shake etwa eine Stunde davor und den Post-Shake direkt danach trinken!

Post-Workout-Shake (ca. 19.30 Uhr)

Rezept:

Ca. 40 g Haferflocken, 30 g Trockenobst nach Wahl (Aprikosen, Datteln, Feigen etc.), 40 g Eiweißpulver, ca. 200 ml Wasser in einen Mixer geben und gut durchmixen.

Nach dem Workout gilt es, den Körper mit Nährstoffen zu versorgen und so die Regeneration und das Muskelwachstum zu unterstützen. Eiweißpulver wird schnell verstoffwechselt, die Mischung aus schnell (Trockenobst) und langsam (Haferflocken) verfügbaren Kohlenhydraten fördert die anabolen (also aufbauenden) Prozesse in eurem Körper.

Abendessen (ca. 20 Uhr)

Die letzte Mahlzeit des Tages sollte leicht verdaulich sein und bereits die Regenerations- und Aufbauprozesse eures Körpers, die in der Nacht ablaufen, einleiten. Wichtig dafür ist es, genügend Eiweiß und leicht verdauliche Kohlenhydrate zu sich zu nehmen. Meine Rezepte findet ihr ab Seite 50. Das berühmte süße Betthupferl solltet ihr euch verkneifen, denn es jagt den Blutzuckerspiegel nach oben, hemmt die Regeneration und lässt euch schlecht schlafen.

2 TRAININGSFREIER TAG

Frühstück (ca. 7 Uhr)

An eurem trainingsfreien Tag solltet ihr an Gesamtkalorien weniger zu euch nehmen als an einem Trainingstag. Am besten schafft ihr das, indem ihr weniger Kohlenhydrate esst. Eiweiß solltet ihr sogar etwas mehr essen, das unterstützt den Muskelaufbau – und der findet ja bekanntlich an den Ruhetagen statt! Super Frühstücksoptionen sind meine Low Carb Pancakes (S. 37), das Thunfisch-Omelett oder der Beerenquark (beide Rezepte S. 38).

Mittagessen (ca. 13 Uhr)

Das Mittagessen könnt ihr ähnlich gestalten wie am Trainingstag. Achtet auch hier auf eine ausreichende Eiweißzufuhr und etwas weniger Kohlenhydrate. Das Orangenhähnchen (S. 43) oder die Linsen-Lasagne (S. 47) sind super Kandidaten für euren Lunch.

Abendessen (ca. 19 Uhr)

Das Abendessen am trainingsfreien Tag wählt ihr am besten kohlenhydratarm und eiweißreich. So schont ihr euren Magen und unterstützt die Aufbauprozesse im Körper ideal – das ist auch wichtig für den folgenden Tag, an dem ihr wieder trainieren werdet. Perfekt geeignet sind die Hackfleischbällchen (S. 50), der Honig-Lachs (S. 52) und der Brokkoli-Eier-Auflauf (S. 54).

Snack

Wenn ihr am trainingsfreien Tag zwischendurch doch einmal Hunger bekommen solltet, greift zu einem meiner empfohlenen Snacks (ab S. 56). Sie sind gesund und halten euch lange satt.

DIE SACHE MIT DEN CHEAT DAYS

Kaum eine andere Frage stellen mir meine Kunden öfter, wenn es um das Thema Ernährung geht: „Darf ich einen Cheat Day pro Woche einlegen?" Meine Antwort darauf ist: Nein!

Das klingt hart, ist aber einfach die bessere Entscheidung, das sage ich auch aus eigener Erfahrung. Gerade wenn ihr am Anfang eurer Ernährungsumstellung steht, ist die Gefahr groß, dass aus einem Mogeltag schnell eine Mogelwoche wird. Ihr versucht schließlich gerade, euch von eurem schlechten Ernährungsstil zu verabschieden, habt im Idealfall Süßkram, Knabberzeug und Fertiggerichte aus eurem Haushalt verbannt. Wenn ihr jetzt gleich wieder einen Cheat Day einschiebt, fallt ihr schnell wieder in eure alten Ernährungsmuster zurück. Jetzt die gute Nachricht: Als Kompromiss schlage ich euch Folgendes vor: Wer abnehmen möchte, darf sich einmal pro Woche mit einem „Cheat Meal" belohnen, also einen Burger essen oder Süßkram naschen (aber bitte keine ganze Tafel Schoki oder eine XXL-Tüte Gummibärchen!). So belohnt ihr euch für eure Disziplin, werft aber nicht gleich alle neuen Regeln über Bord. Wenn ihr eure Ernährungsumstellung verinnerlicht habt (das dauert in der Regel etwa acht bis zwölf Wochen), könnt ihr auf die 80/20-Regel umschwenken. Das bedeutet, ihr esst zu 80 Prozent gesund und dürft zu 20 Prozent schlemmen. Wie ihr euch das einteilt, ist Typsache. Manche Menschen bevorzugen einen „freien" Tag, an dem sie essen dürfen, was sie wollen, andere naschen lieber jeden Tag ein kleines bisschen. Auch wenn es am Anfang hart klingt, fast völlig aufs Naschen zu verzichten: Ihr werdet merken, wie euer Körper immer seltener nach Zucker und Co. verlangt, denn er gewöhnt sich schnell an die gesunde Ernährung. Ihr werdet nicht nur abnehmen, sondern auch weniger müde und viel besser gelaunt sein! Bei vielen Menschen verbessert sich sogar das Hautbild, wenn sie sich gesünder ernähren, mir selbst ging es genauso. Eine gesunde Ernährung hat also nur Vorteile – und die solltet ihr unbedingt nutzen!

SUPPLEMENTS

NAHRUNGSERGÄNZUNGS-MITTEL – DIE BASICS

Was sind eigentlich Nahrungsergänzungsmittel und für wen sind sie sinnvoll? Worauf sollte man achten und wovon lieber die Finger lassen? Das alles erfahrt ihr in diesem Kapitel.

Im Fitnessstudio, im Supermarkt, in der Drogerie oder im Internet – Nahrungsergänzungsmittel sind gerade allgegenwärtig und wortwörtlich in aller Munde! Und was sie versprechen, das klingt zu schön, um wahr zu sein: „Sofort mehr Power", einen „Mega-Boost", „optimales Muskelwachstum" oder „ganz einfaches Abnehmen". Wisst ihr was? Diese Versprechen sind vor allem eines: Werbung!

Ich denke, gerade als Einsteiger braucht man keine Supplements. Um das genauer zu erklären, verwende ich gerne folgendes Bild: Stellt euch Fitness als eine Pyramide vor, ähnlich wie die bekannte Ernährungspyramide. Das Fundament und die somit wichtigste Komponente dieser Pyramide

ist eine gesunde Ernährung. In meinem Kapitel zu diesem Thema habe ich schon erwähnt, dass die richtige Ernährung 70 bis 80 Prozent des Erfolges ausmacht – das ist verdammt viel!

Was bedeutet das in Bezug auf Nahrungsergänzungsmittel? Ich habe die Erfahrung gemacht, dass man, wenn man sich gesund und ausgewogen ernährt, keine Nahrungsergänzungsmittel braucht. Punkt. Warum? Ganz einfach: Man bekommt dann über die Nahrung alle nötigen Nährstoffe und Vitamine. Eiweiß nehmen wir in der westlichen Gesellschaft im Alltag sogar eher zu viel als zu wenig zu uns.

Die zweite Stufe der Pyramide ist die Regeneration. Ihr messe ich sogar eine größere Bedeutung als dem Training zu, denn unser Körper passt sich in der Ruhephase an den Trainingsreiz an. Die Muskeln wachsen also genau dann! Leider wird die Regeneration auch von Anfängern oft vernachlässigt – ein Fehler, der nicht nur zu Stagnation der Leistung, sondern auch zu Verletzungen führen kann. Bekommt der Körper nicht genug

Ruhe, stößt er Stresshormone aus, die zu Muskelabbau, Wasser- und Fetteinlagerungen führen können.

Die dritte Stufe der Pyramide ist das Training. Und zwar klug aufgebaut und wohldosiert. Und ganz oben, als kleine Spitze auf der Pyramide, kommen die Supplements. Sie tragen maximal 5 Prozent zu eurer Gesamtleistung bei und sind ohne die darunterliegenden Komponenten Ernährung, Regeneration und Training komplett sinnlos. Die Pyramide hingegen kann auch ohne die Spitze, also die Supplements, fest und sicher stehen. Klingt logisch, oder?

ES GIBT KEINE ABKÜRZUNG ZUM TRAUMKÖRPER!

Was mir besonders wichtig ist: Egal, was die Fernsehwerbung oder irgendwelche bunten Aufdrucke auf der Verpackung euch versprechen: Es gibt keine Wundermittel, die euch automatisch und quasi über Nacht schlank und fit machen! Daher rate ich vor allem Einsteigern, auf Supplements erst einmal zu verzichten. Schaut, wie weit ihr mit den anderen drei Komponenten der Pyramide in den nächsten Wochen kommt. Ihr werdet staunen!

Das ist mein Rat an euch, aber natürlich will und werde ich euch nichts verbieten. Dazu fällt mir gerade eine kleine Anekdote ein: Ich habe bis zu meinem 21. Lebensjahr bei meiner Mom gewohnt. Sie ist sehr lieb, aber auch richtig streng. Als sie mitkriegte, dass ich mir Supplements kaufen wollte, hat sie mir eine fette Ansage gemacht, dass das Blödsinn ist, und sie hat es mir verboten. Ich war natürlich erst mal sauer, bin ihr aber im Nachhinein sehr dankbar, denn erstens hatte sie recht und zweitens machte sie sich einfach Sorgen um mich. Außerdem hatte ich gar kein Geld dafür, denn Nahrungsergänzungsmittel sind ja verdammt teuer. Nachdem ich ausgezogen war, habe ich aus Neugier und Ungeduld viel zu viele verschiedene Sachen probiert – das Ergebnis: null Effekt und ein leerer Geldbeutel!

Damit euch diese Erfahrung erspart bleibt, gebe ich euch folgenden Rat: Wenn ihr Supplements doch einmal ausprobieren möchtet, achtet besonders auf folgende Dinge:

1. Zuckergehalt

Viele Eiweißpulver und auch andere Supplements enthalten zu viel Zucker und Zuckeraustauschstoffe wie Saccharin, Sucralose oder Aspartam. Faustregel: Je weiter vorne in der Zutatenliste ein Inhaltsstoff steht, desto mehr davon ist enthalten. Achtet also auf den Zuckergehalt (möglichst unter 5 Gramm pro 100 Gramm) und Hinweise wie „ohne Zuckerzusatz".

2. Chemische Zusätze

Eine weitere Richtlinie, an der ihr euch orientieren könnt, ist die Länge der Zutatenliste: Je kürzer sie ist, desto besser! Viele Zusatzstoffe wie Farb- und Aromastoffe hübschen die Produkte zwar auf und verbessern sie geschmacklich, aber ihr wollt euren Körper doch nicht mir unnötiger Chemie vollpumpen, oder?

3. Nährstoff- und Vitamingehalt sowie Zusammensetzung

Bei Eiweißpulvern spielt zum Beispiel nicht nur der Eiweißgehalt (etwa 80 Prozent aufwärts sind empfehlenswert), sondern auch die Eiweißzusammensetzung eine wichtige Rolle. Molkeneiweiß kann unser Körper besonders gut verwerten, Soja- und Weizenprotein nicht so gut. Achtet auf den sinnvollen Zusatz von Vitaminen und Co., sie werden oft in zu hohen Mengen zugefügt. Und auch die Verzehrsempfehlungen sind oft übertrieben – gerade Eiweißpulver ist

schnell überdosiert. Im Kapitel zum Thema Ernährung empfehle ich auch Kraftsportlern eine maximale tägliche Zufuhr von 1,5 bis 2 Gramm Eiweiß pro Kilogramm Körpergewicht – den meisten Menschen reicht jedoch 1 Gramm locker.

4. Versprochene Wirkung

Lasst euch nicht für dumm verkaufen! Alle Produkte, die schnell, mühelos und einfach eine krasse Wirkung versprechen, sind unseriös! Denn wie ihr vielleicht schon bemerkt habt: Alle Nahrungsergänzungsmittel sind teuer. 30 Euro und mehr pro Kilogramm Pulver sind keine Seltenheit. Setzt lieber auf Klasse statt Masse und kauft ein hochwertiges, möglichst natürliches Produkt anstatt Unmengen von Pulvern und Pillen. Besonders warnen möchte ich euch vor sogenannten Abnehm-Shakes, die ganze Mahlzeiten ersetzen oder manchmal sogar tagelang eure einzige Nahrung sein sollen. Das ist völliger Quatsch, funktioniert nicht nachhaltig und ist sogar ungesund. Meine Meinung: Feste, ausgewogene und gesunde Nahrung geht immer vor! Abnehm-Shakes, ganz besonders dann, wenn sie viele chemische Zusätze enthalten, sind also definitiv nicht empfehlenswert.

MEINE TOP-FÜNF-SUPPLEMENTS

1 KREATIN

Bei Kreatin handelt es sich um eine Aminosäure, die dafür sorgt, dass die Muskeln bei intensiver Belastung schnell Energie bekommen, um kontrahieren zu können. Außerdem unterstützt Kreatin unseren Körper beim Muskelaufbau und bei der Regeneration. Besonders gut kann es unser Körper in Kombination mit einfachen Kohlenhydraten wie etwa Traubenzucker aufnehmen. Viele Sportler machen Kreatinkuren, bei denen sie eine Woche lang täglich eine sehr hohe Menge (ca. 20 Gramm) einnehmen und dann reduzieren. Neue Studien zeigen aber, dass das keinen Vorteil bringt und die Nieren belasten kann. Eine tägliche Dauereinnahme von 3 Gramm täglich, am besten direkt vor oder nach dem Training, ist unbedenklich. Grundsätzlich würde ich euch aber empfehlen, die Einnahme von Supplements mit erfahrenen Trainern oder Experten abzustimmen.

2 VITAMIN D$_3$

Wenn schon Supplements, dann am besten welche, die die Gesundheit fördern und nicht irgendwelche leeren Muskelaufpump-Versprechen machen – das ist meine Devise. Vitamin D$_3$ oder auch Cholecalciferol können wir mithilfe von Sonnenlicht selbst herstellen. Leider verbringen viele Menschen nicht genügend Zeit an der frischen Luft, um Sonne zu tanken – lange Arbeitszeiten, die bei uns nicht immer idealen Wetterbedingungen und langärmelige Kleidung reduzieren die durch Sonneneinstrahlung mögliche Vitamin-D$_3$-Produktion unseres Körpers. Das Vitamin unterstützt unser Immunsystem, die Konzentrationsfähigkeit, stärkt die Knochen und macht gute Laune. Bei Menschen mit niedrigen Testosteronwerten kann die Einnahme von Vitamin D$_3$ zu einem Anstieg des Testosteronlevels führen. Die richtige Dosierung ist sehr individuell. Als Richtlinie kann man für einen stabilen Vitamin-D$_3$-Spiegel im Winter von etwa 3.000 bis 5.000 IE (Internationale Einheiten) ausgehen, im Sommer entsprechend weniger.

3 ZINK

Zink ist ein essenzielles Spurenelement, das unser Körper für ein gesundes Immunsystem braucht. Es spielt unter anderem eine wichtige Rolle in unserem Zucker-, Fett- und Eiweißstoffwechsel und ist am Zellwachstum beteiligt. Sportler haben einen erhöhten Bedarf, da das regelmäßige Training den Körper erschöpft und Entzündungsreaktionen hervorrufen kann. Zink wirkt entzündungshemmend und unterstützt die Regeneration unseres Körpers. Ein positiver Effekt für alle, die Muskeln aufbauen wollen: Zink fördert die Testosteronproduktion in unserem Körper. Am besten wirkt es abends. Die von der deutschen Gesellschaft für Ernährung empfohlene Tagesdosis liegt bei etwa 10 Milligramm.

4 ARGININ

Arginin ist eine Aminosäure, also ein Eiweiß, das vor allem eine gefäßerweiternde Wirkung hat. Daher habe ich es auch als Option in meinen Pre-Workout-Shake gepackt. Wenn die Gefäße erweitert werden, bedeutet das, dass die Muskeln schneller mit Blut und somit mit Sauerstoff und anderen Nährstoffen versorgt werden und besser arbeiten können. So wird der unter Kraftsportlern so begehrte „Pumpeffekt" unterstützt – die Muskeln fühlen sich durch die erhöhte Blutzufuhr prall und fest an. Die empfohlene Tagesdosis liegt bei etwa 1 bis 5 Gramm.

5 ASHWAGANDHA

Diese Pflanze heißt auch Schlafbeere oder Winterkirsche und hat in der ayurvedischen Medizin eine lange Tradition. Sie kann die Funktion der Schilddrüse regulieren helfen, besonders bei Schilddrüsenunterfunktion kommt sie zum Einsatz. Zudem kann Ashwagandha antioxidativ und entzündungshemmend wirken und so unseren Körper bei der Regeneration unterstützen. Eine tägliche Menge von etwa 300 Milligramm des Extrakts gilt als empfehlenswert.

DIESE DREI SUPPLEMENTS KÖNNT IHR EUCH SPAREN

Wie ihr ja schon gemerkt habt, bin ich, was den Konsum von Supplements bei Einsteigern betrifft, sehr zurückhaltend. Ich empfehle euch die, die dem Körper insgesamt guttun können. Die folgenden drei Supplements hingegen halte ich für überflüssig – sie sind teuer und ihre tatsächliche Wirkung ist nicht wirklich nachweisbar.

1. Fatburner

Zugegeben – marketingtechnisch ist dieser Begriff natürlich clever. Aber er gaukelt den Leuten vor, dass sie mit der Einnahme von irgendwelchen Pillen oder Pulvern „automatisch" Fett verbrennen. Und das ist einfach Quatsch. Wer Fett verbrennen will, muss sich intensiv bewegen und eine ganze Menge Energie verbrauchen – etwa 8.000 Kilokalorien sind nötig, um ein einziges Kilogramm Körperfett zu verlieren! Also hilft einzig und allein eine negative Energiebilanz, um den lästigen Speck loszuwerden – so ist das eben!

2. Mass Gainer

Hier gilt ebenfalls: Sich „automatisch" Muskelmasse zuzulegen funktioniert nicht. Nur sinnvolles Training und ein kontrollierter Kalorienüberschuss, den ihr mit gesunden Lebensmitteln wie Nüssen und Co. deckt, führen euch ans Ziel (siehe Snacks ab S. 56). Die meisten Mass Gainer enthalten viel zu viel Zucker und chemische Zusatzstoffe. Also spart euch die Kohle!

3. Testo-Booster

Diese Supplements sollen den Körper bei der Testosteronproduktion unterstützen. Es gibt aber bisher keine einzige ernst zu nehmende Studie, die eine tatsächliche Wirkung bestätigt. Außerdem gibt es hier auch Produkte, die sich schon in einem Graubereich hin zum Doping bewegen können – je nachdem, welche Inhaltsstoffe sie enthalten. Aber zu diesem Thema erfahrt ihr auf den nächsten beiden Seiten mehr.

MEINE MEINUNG ZUM THEMA DOPING

Überall, wo Sport ein Thema ist, ist leider auch Doping ein Thema. Ich lehne Doping grundsätzlich ab, denn es ist in meinen Augen gefährlich, unfair und außerdem sinnlos. Meine Gründe für diese Einschätzung fasse ich euch in diesem Kapitel zusammen.

Im Kraftsport wird nicht so gerne über Doping geredet. Mir persönlich ist dieses Thema aber sehr wichtig, daher spreche ich es explizit an. Besonders junge Sportler und Einsteiger möchte ich warnen, mit irgendwelchen dubiosen Mittelchen und Pülverchen eine vermeintliche Abkürzung zu mehr Muskeln und Co. einzuschlagen! Um es in einem Satz zusammenzufassen: Doping ist Mist! Steroide und Co. machen euch krank, aggressiv und oft sogar impotent! Mir ist eine ganzheitliche Entwicklung eures Körpers wichtig. Ein langsamer, aber nachhaltiger und ausgewogener Muskelaufbau. Wundermittel gibt es nicht! Mit Spritzen kann man sich jede Menge ungesundes Zeug injizieren – aber nicht die Dinge, auf die es im Kraftsport ankommt: Disziplin, Geduld und Wissen.

IMMER WIEDER STERBEN KRAFTSPORTLER AN DEN FOLGEN VON DOPING

Und machen wir uns nichts vor: Wer dopt, setzt das wichtigste Gut, das er hat, leichtfertig aufs Spiel: seine Gesundheit! Immer wieder hört man auch von prominenten Bodybuildern oder Kraftsportlern, die an den unmittelbaren Folgen des Dopens sterben. Ich finde, wenn man Kraftsport ernsthaft betreibt und einen gewissen Bekanntheitsgrad erreicht hat, sollte man ein Vorbild sein. Das bedeutet, selbst ein sauberer Sportler zu sein und andere zu motivieren, ebenfalls sauber zu bleiben. Alle, die behaupten, man komme ohne Doping über ein bestimmtes Leistungslevel nicht hinaus, erzählen Unsinn! Dafür stehe ich mit meiner Leistung und meinem Body. Euch ein Vorbild zu sein, ist eines meiner Ziele – und auch hier hatte meine Mutter einen großen Einfluss auf mich. Sie hat mir beigebracht, ehrlich zu sein, sich ein Ziel zu setzen, dieses nie aus den Augen zu verlieren und es sich nach und nach zu erarbeiten, bis man es erreicht hat. Und dann stolz auf sich zu sein und andere mit diesem Weg zum Erfolg zu inspirieren. Mein Fazit: Leute, lasst die Finger von irgendwelchen illegalen dubiosen Pillen und Pulvern! Ihr schadet eurem Körper und betrügt euch dabei auch noch selbst. Und das hat mit Sport in meinen Augen überhaupt nichts zu tun.

MEINE DREI ANTI-DOPING-TIPPS

1 INFORMIERT EUCH!
Das ist für mich zu jedem Thema wichtig, aber ganz besonders dann, wenn es um eure Gesundheit geht. Es gibt sehr gute Literatur und YouTube-Channels, die sich mit Doping und den damit verbundenen Risiken befassen. Lest, recherchiert und bildet euch weiter. Je mehr ihr wisst, desto besser!

2 BESTELLT SUPPLEMENTS NUR AUS SERIÖSEN QUELLEN!
Ich würde euch empfehlen, vor allem am Anfang direkt in einem Fachgeschäft zu kaufen. Dort bekommt ihr eine individuelle Beratung und seriöse Produkte. Online würde ich euch raten, nicht von ausländischen Websites zu bestellen – dort wird alles Mögliche verkauft. Wenn ihr ganz sichergehen wollt, findet ihr unter der Adresse www.koelnerliste.com eine umfassende Datenbank, in der viele Nahrungsmittel aufgelistet sind, die ihr bedenkenlos kaufen könnt.

3 LASST EUCH NICHT BEQUATSCHEN!
Ich habe es selbst schon erlebt und viele meiner Kunden erzählen mir, dass sie schon einmal angesprochen wurden, ob sie nicht einmal dieses oder jenes „Wundermittel" ausprobieren wollen. Ich empfehle euch, nicht auf solche Angebote einzugehen. Wie schon gesagt gibt es keine Abkürzung zum Traumkörper. Bleibt fokussiert, trainiert clever und ernährt euch gesund, dann kommt der Erfolg von ganz alleine!

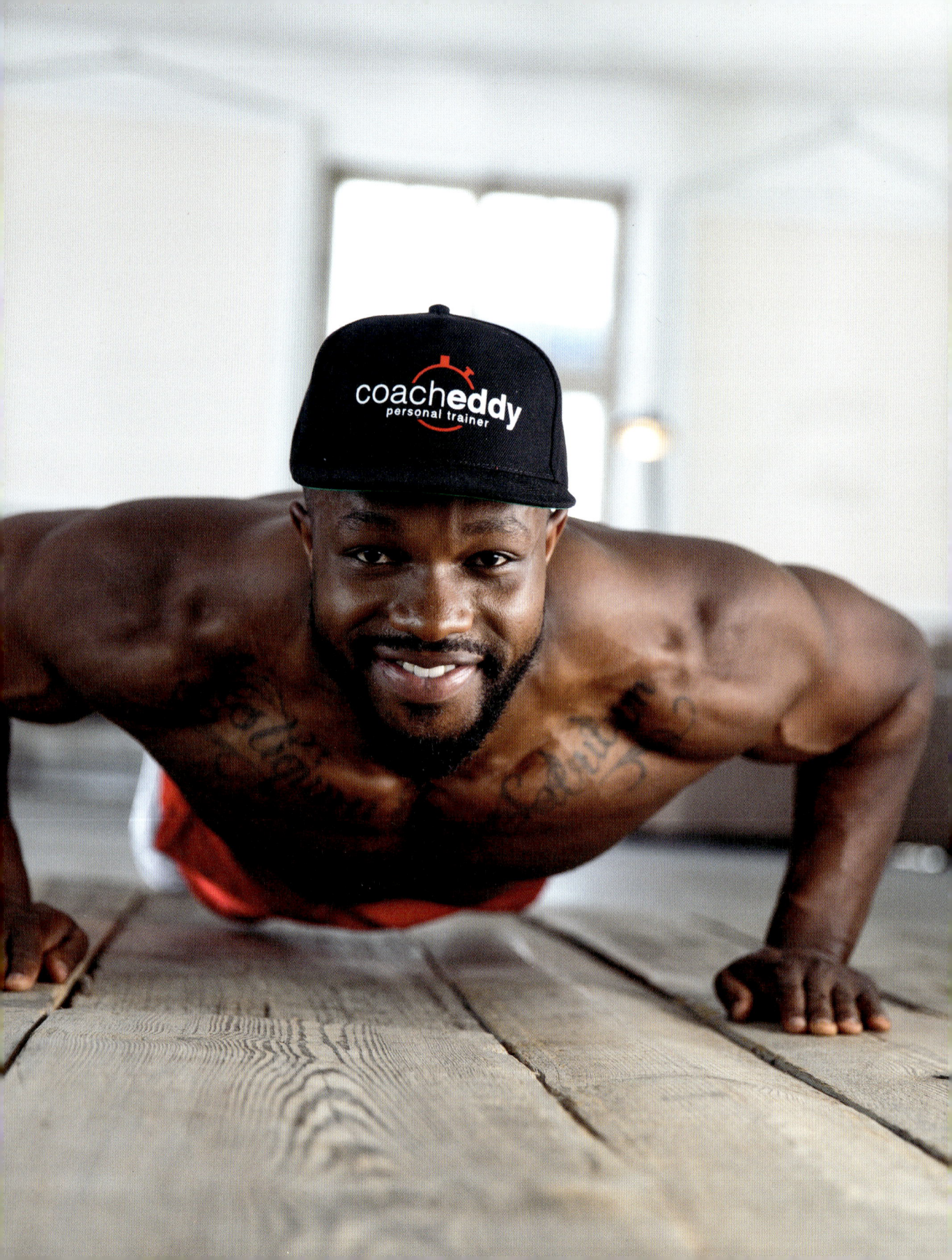

COACH EDDY ■ KAPITEL 5

DIE ÜBUNGEN

Hier beginnt der Teil, auf den ich mich besonders freue: Ich zeige euch meine besten Übungen! Außerdem erfahrt ihr alles über den richtigen Aufbau eines Workouts, warum Warm-up, Mobilisation und Cool-down zu jedem Training gehören und dass cleveres Cardio-Training nicht nur sinnvoll ist, sondern auch Spaß machen kann.

WARM-UP – DIE BASICS

Als ich mit dem Training angefangen habe, dachte ich, dass kein Mensch ein Warm-up braucht. Ich ging ins Studio und machte mich gleich an die Geräte, am besten schon mit viel aufgelegtem Gewicht, um die anderen Jungs zu beeindrucken. Was soll ich sagen – ich war jung und unwissend! Und ich bin froh, mich damals nicht ernsthaft verletzt zu haben, denn das ist, wie meine Erfahrung und unzählige Studien zeigen, durchaus wahrscheinlich, wenn man meint, dicke Hanteln stemmen zu müssen, ohne sich aufzuwärmen. Warum? Weil der Körper einfach ein paar Minuten braucht, um sich auf die anstehende Belastung einzustellen. Stellt euch mal Folgendes vor: Ihr wacht gerade auf, streckt euch genüsslich im Bett, setzt euch auf und nach ein paar Minuten steht ihr ganz entspannt auf. Das ist doch ein viel besserer Start in den Tag, als

im Tiefschlaf einen Eimer kaltes Wasser ins Gesicht zu bekommen, oder? Genau so fühlt sich nämlich euer Körper, wenn ihr ihm ein Workout ohne Warm-up zumutet.

Natürlich gibt es auch eine physiologische Erklärung, warum ein Warm-up sinnvoll ist: Der Körper wird insgesamt besser durchblutet, das Herz-Kreislauf-System wird aktiviert und auch dem Kopf wird signalisiert: „Mach dich bereit, gleich geht's los mit dem Training!" So werden die Muskeln mit Blut und Nährstoffen versorgt und optimal auf die anstehende Belastung vorbereitet. Jetzt kommt die gute Nachricht: Um euch aufzuwärmen, müsst ihr euch nicht eine halbe Stunde auf dem Laufband langweilen – das machen viele Sportler falsch! Nehmt euch einfach ein paar Minuten Zeit und absolviert die folgenden drei Übungen jeweils etwa eine Minute lang – so einfach ist das!

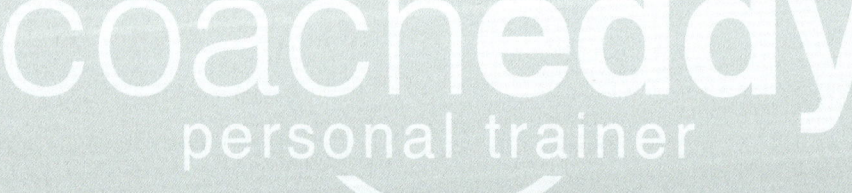

DIE ÜBUNGEN

1 SEILSPRINGEN

Nehmt euch ein Sprungseil und legt einfach los. Wichtig ist, dass ihr das Seil locker aus den Handgelenken schwingt, die Hände bleiben dabei stets etwa auf Hüfthöhe. Landet schön federnd auf den Fußballen und drückt euch von dort direkt wieder ab.

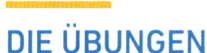

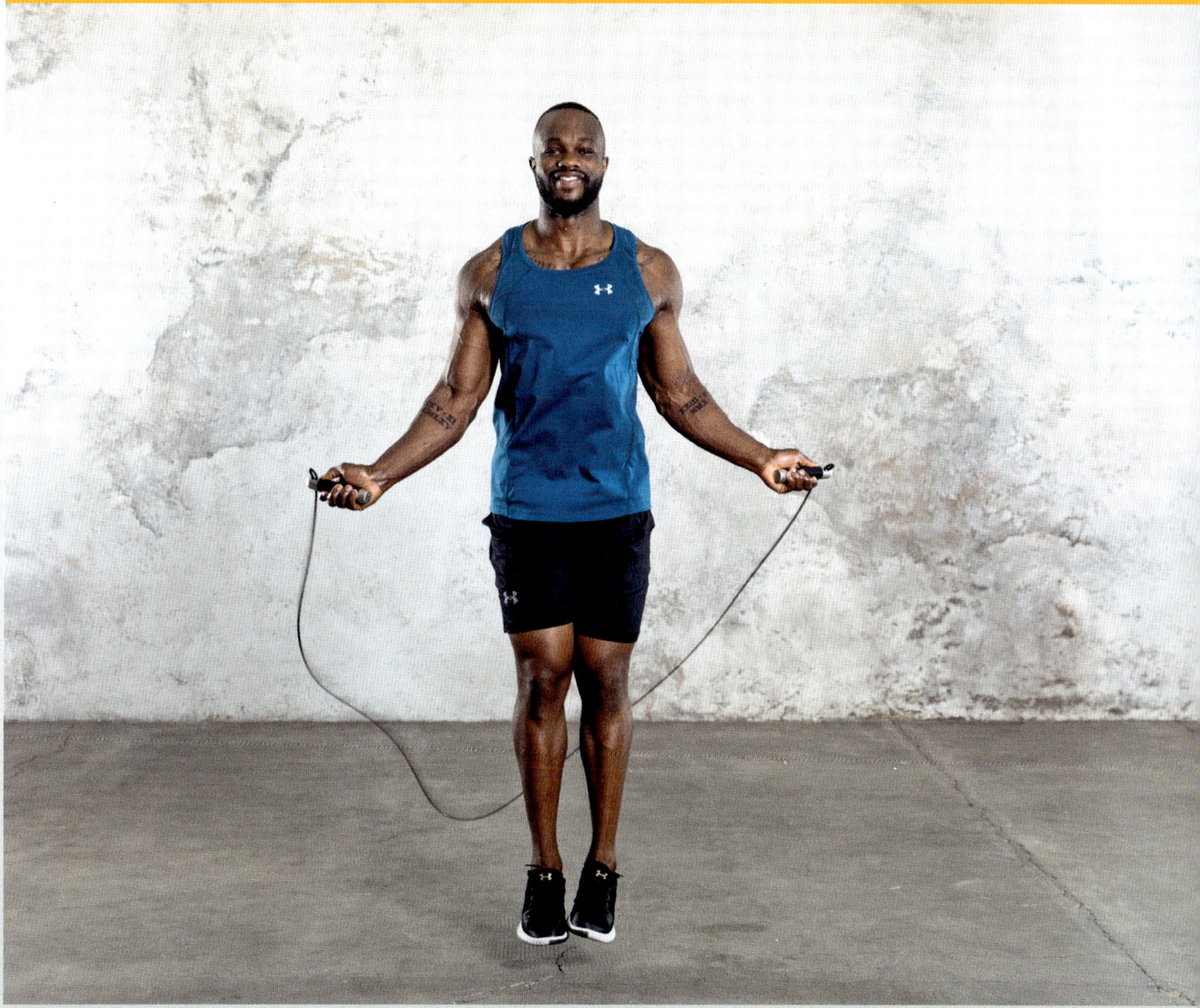

EFFEKT: Trainiert das Herz-Kreislauf-System und verbessert die Koordination.

2 JUMPING JACKS

Springt aus dem Stand in eine Grätsche, dabei führt ihr die Arme über den Kopf.

Dann drückt ihr euch sofort wieder ab und springt zurück in den Stand mit geschlossenen Füßen, die Arme gehen dabei nach unten.

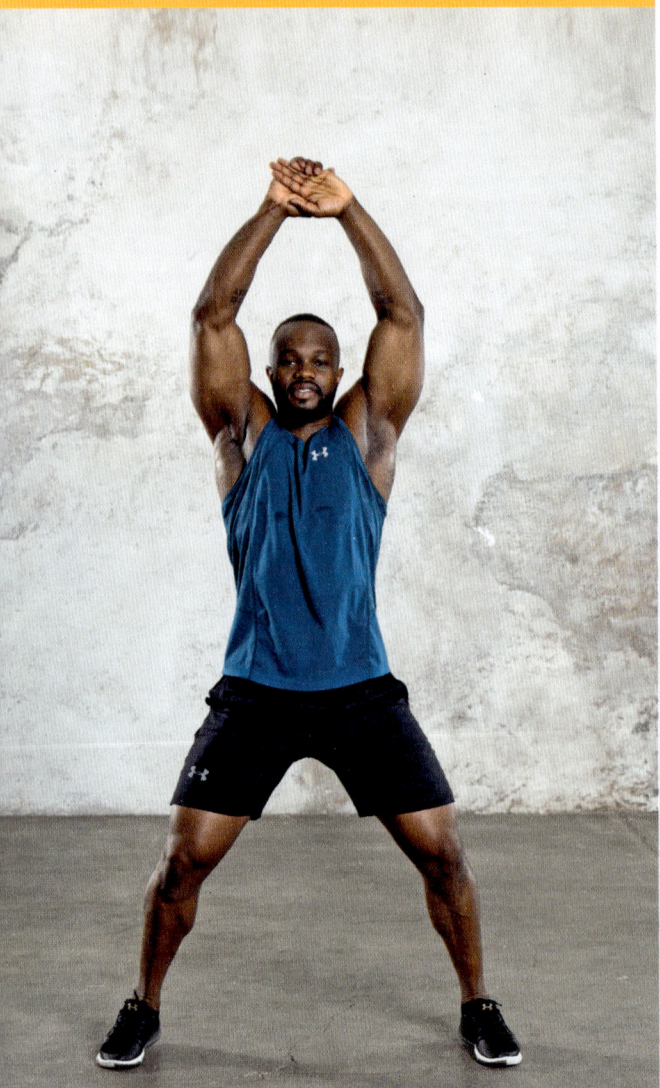

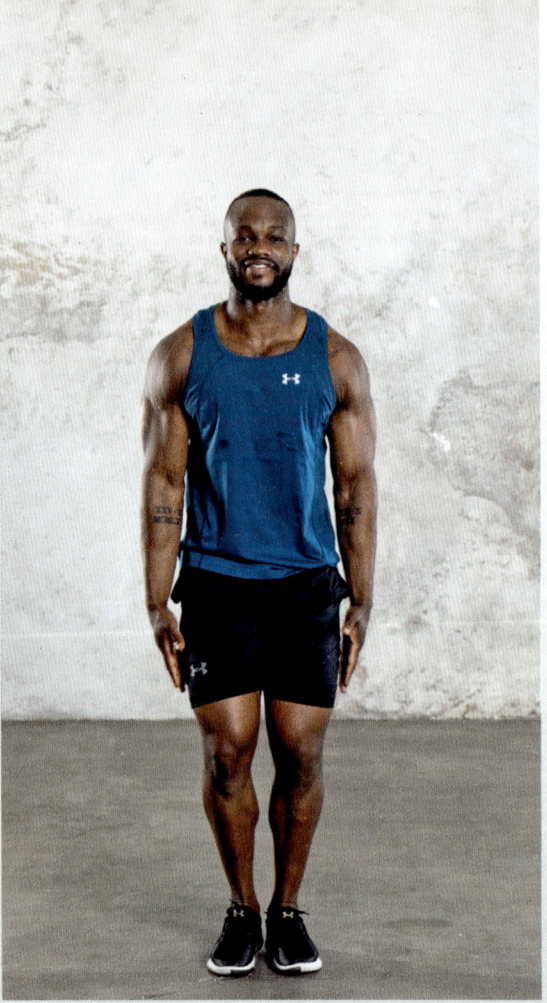

EFFEKT: Trainiert das Herz-Kreislauf-System und verbessert die Koordination.

3 KNIEBEUGEN MIT NACH OBEN GESTRECKTEN ARMEN

Stellt euch aufrecht hin, die Füße sind schulterbreit auseinander, die Fußspitzen leicht nach außen gedreht. Die Arme sind seitlich nach oben gestreckt.

Nun geht ihr langsam in die Hocke, dabei bleibt der Rücken möglichst gerade, die Arme bleiben ausgestreckt.

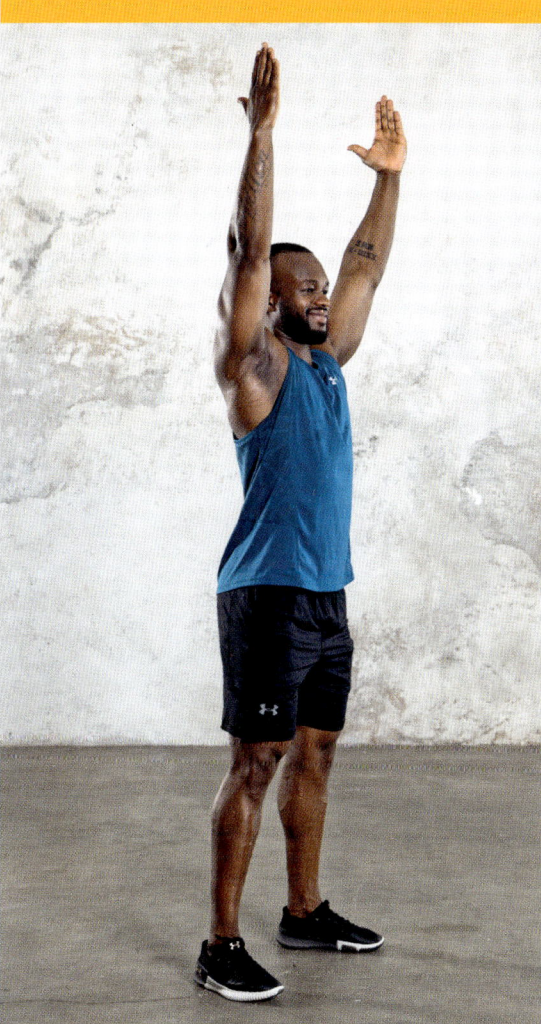

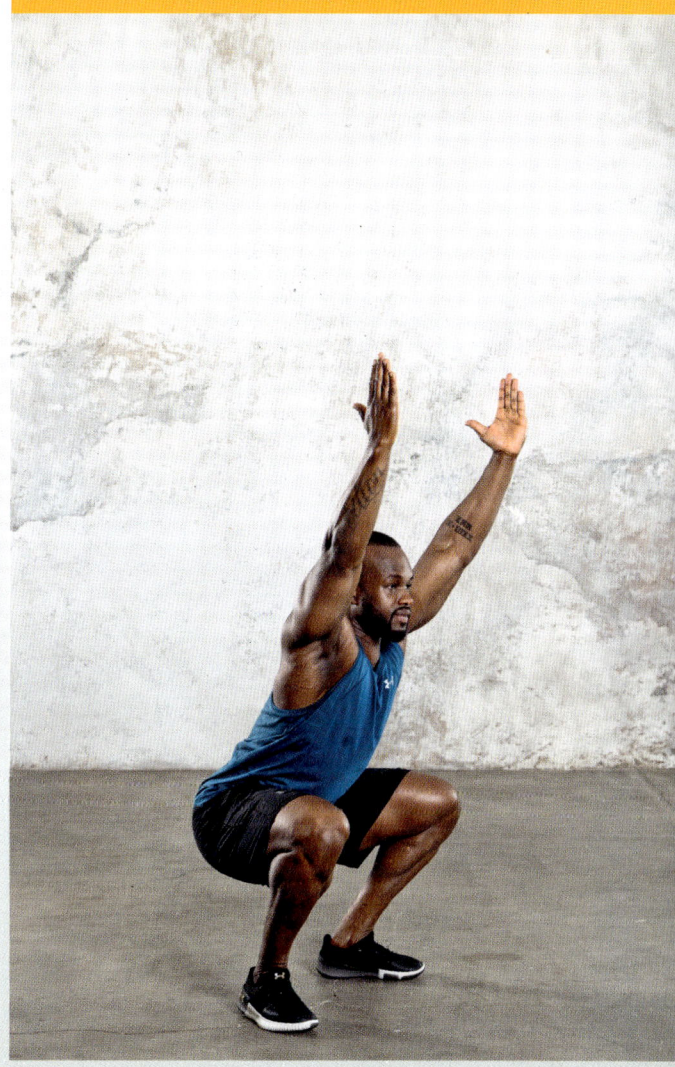

EFFEKT: Trainiert Oberschenkel, Po und Rücken, mobilisiert Rücken, Schultern und Arme.

MOBILISATION – DIE BASICS

Ich finde es immer gut, wenn man über den eigenen Tellerrand hinausschaut. In meinen ersten Jahren als Kraftsportler war es schon eine Umgewöhnung für mich, jedes Workout mit einem Warm-up zu beginnen. Ich merkte aber schnell, wie gut mir das tat, daher mache ich das auch jetzt sehr gewissenhaft.

Mit dem Thema Mobilisation befasse ich mich erst seit einem guten Jahr. Darauf gebracht hat mich vor allem Chris, ein Trainer von der Athletenschmiede in Düsseldorf. Er ist ein Experte auf diesem Gebiet. Und er hat mir wirklich die Augen geöffnet. Kennt ihr die superwuchtigen Jungs, die ständig diese leicht nach vorne gebeugte Körperhaltung haben? Die haben zwar viele Muckis, aber total verkürzte Muskeln an der Körpervorderseite – und das kann zu Schmerzen und Haltungsschäden führen. Wenn ihr im Job viel sitzt, habt ihr übrigens oft ganz ähnliche Beschwerden. Der Körper ist den ganzen Tag in einer nach vorne gebeugten, in sich zusammengesunkenen Haltung, die Muskeln an Rücken, Po, Bauch und Beinen, die das korrigieren könnten,

sind dazu bei den meisten Büromenschen zu schwach ausgebildet. Daraus resultieren oft Rückenschmerzen.

Was dagegen hilft? Mobilisationstraining! Denn schon ein paar Minuten Mobilisation nach dem Warm-up verbessern die Beweglichkeit, beugen Verkürzungen und muskulären Dysbalancen vor und helfen euch auch noch, eure Leistung zu verbessern!

Ich gebe es zu, als ich das erste Mal im Gym die Übungen gemacht habe, kam ich mir komisch vor, und dann war ich auch noch richtig schlecht, selbst einfache Dinge fielen mir schwer und ich merkte, wo ich überall Verkürzungen und Beweglichkeitsdefizite habe. Seitdem schlucke ich meinen Stolz herunter (Spaß beiseite, ich liebe die Moves mittlerweile!) und mache nach dem Warm-up immer ein paar Minuten Mobilisation. Die Ergebnisse überzeugen mich: Ich habe weniger Verspannungen und Verkürzungen, habe bei vielen Kraftübungen mehr Reichweite und kann so jeder Wiederholung mehr Intensität verleihen. Für euch habe ich fünf meiner besten Übungen ausgewählt.

DIE ÜBUNGEN

1

KNIEBEUGEN VOR EINER WAND

Stellt euch sehr nah vor eine Wand. Die Arme sind in V-Form nach oben ausgestreckt, die Handflächen und Fußspitzen zeigen zur Wand.

Jetzt beugt ihr langsam die Knie bis zu einem sauberen 90-Grad-Winkel. Die Knie sollten dabei nicht die Wand berühren. Die Arme bleiben während der Kniebeuge ausgestreckt. Bleibt dabei im Rücken gerade, zieht die Schulterblätter zusammen. Habt ihr die Endposition erreicht, geht es in die entgegengesetzte Richtung langsam wieder nach oben in die Ausgangsposition zurück.

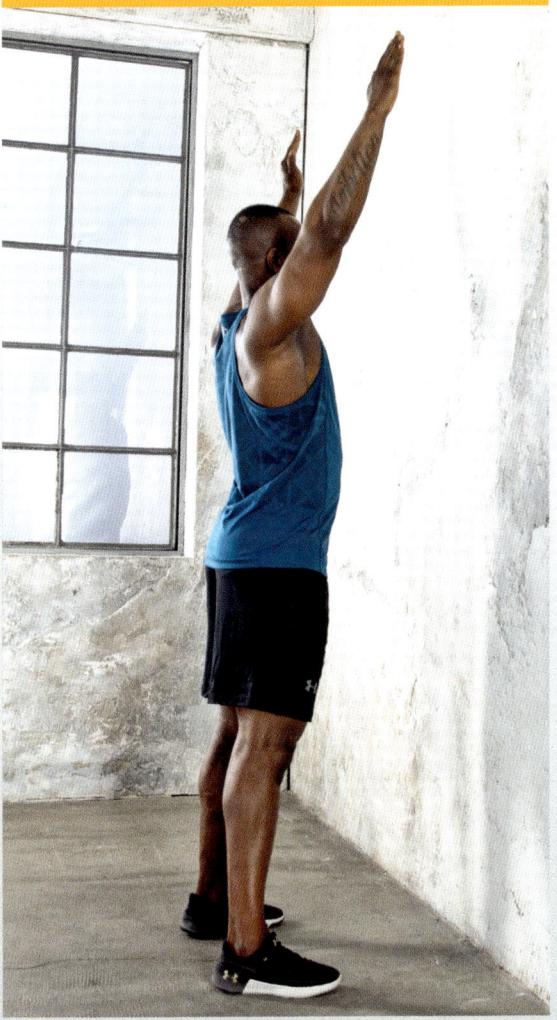

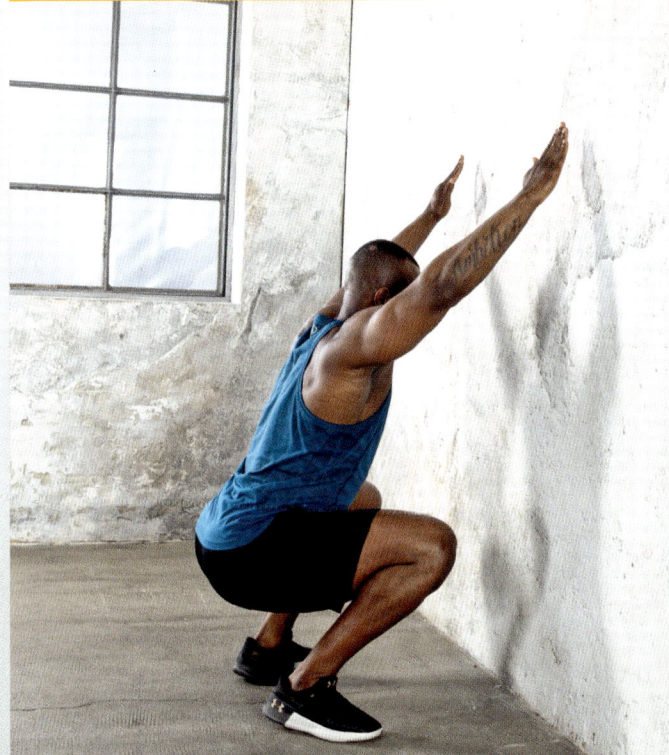

EFFEKT: Trainiert Rücken, Po, Beine und Schultern, verbessert die Mobilität.

2 CRAB WALK

Geht in einen tiefen Squat, die Knie und Fußspitzen zeigen nach außen. Faltet die Hände vor dem Körper oder nehmt eine Hantelscheibe in die Hände, die Außenseiten der Oberarme drücken gegen die Innenseiten der Oberschenkel. Der Rücken bleibt während der gesamten Übung möglichst gerade.

Setzt den linken Fuß ein Stück nach vorne, der Oberarm drückt dabei weiterhin gegen den Oberschenkel.

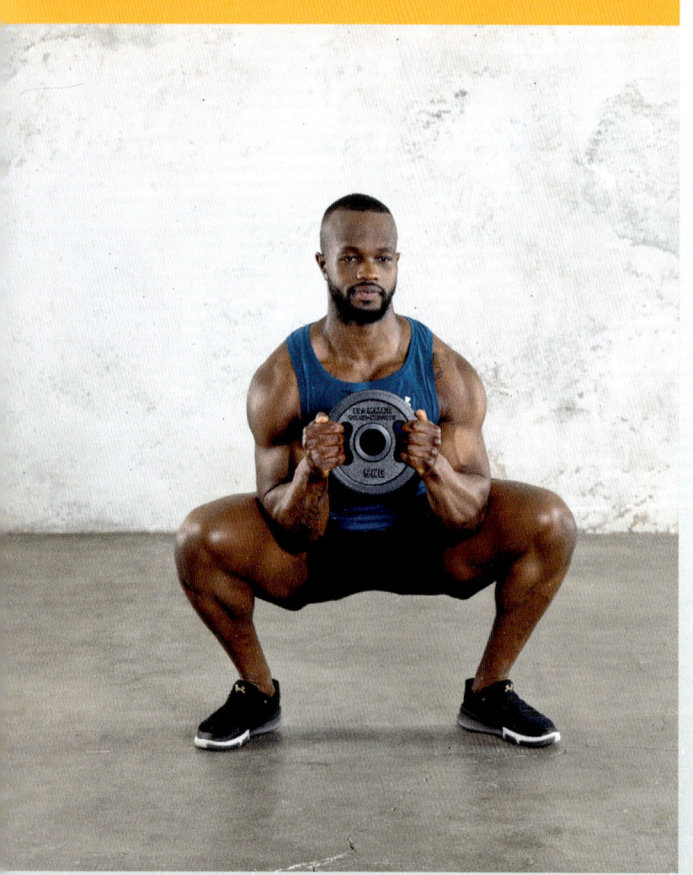

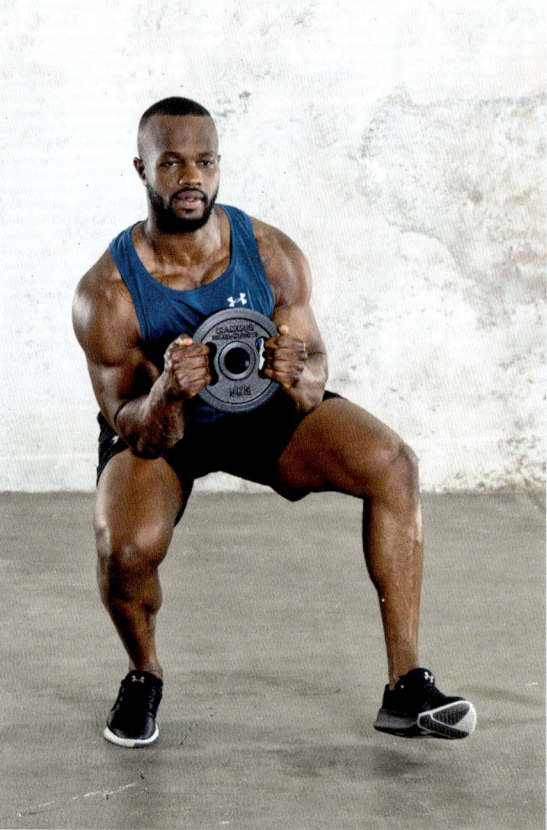

Nun zieht ihr den rechten Fuß nach, auch hier bleibt der Druck des Arms auf den Oberschenkel erhalten.

Auf diese Weise legt ihr langsam und konzentriert ein paar „Schritte" zurück. Achtet dabei immer auf eure Körperspannung!

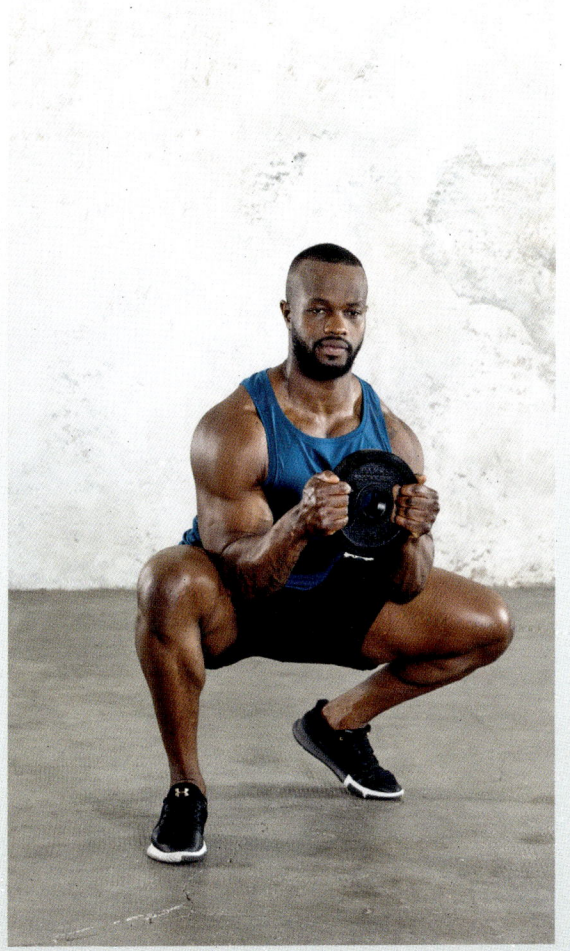

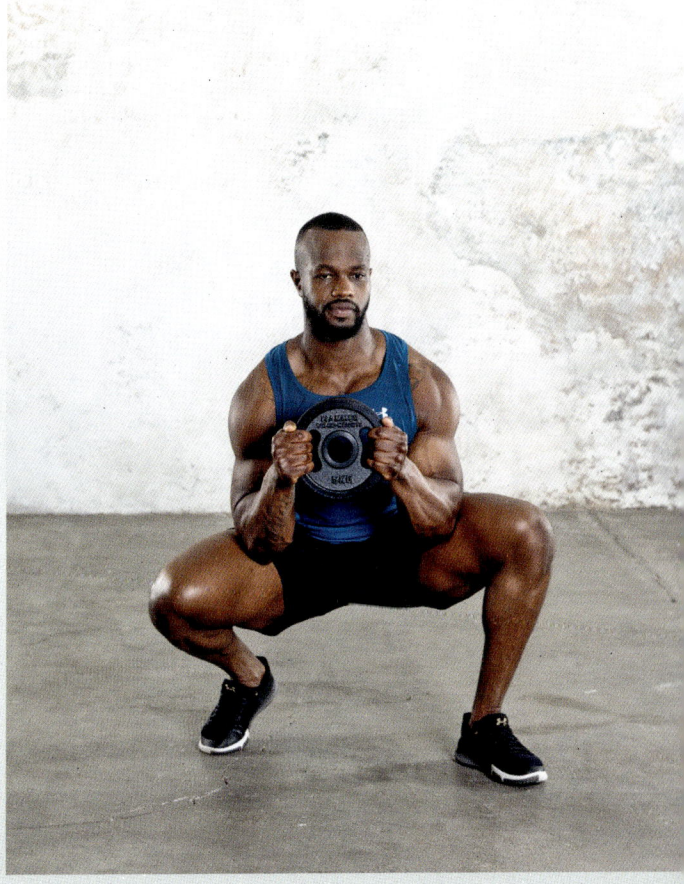

EFFEKT: Mobilisiert Hüfte, Knie und den unteren Rücken.

3 LUNGE & SHOULDER ROTATION

Aufrechter Stand. Macht mit dem linken Bein einen großen Ausfallschritt nach vorne. Das Knie sollte dabei nicht über die Fußspitzen hinausragen. Die rechte Hand könnt ihr auf die Hüfte stützen, ihr solltet an der rechten Hüftvorderseite eine Dehnung spüren.

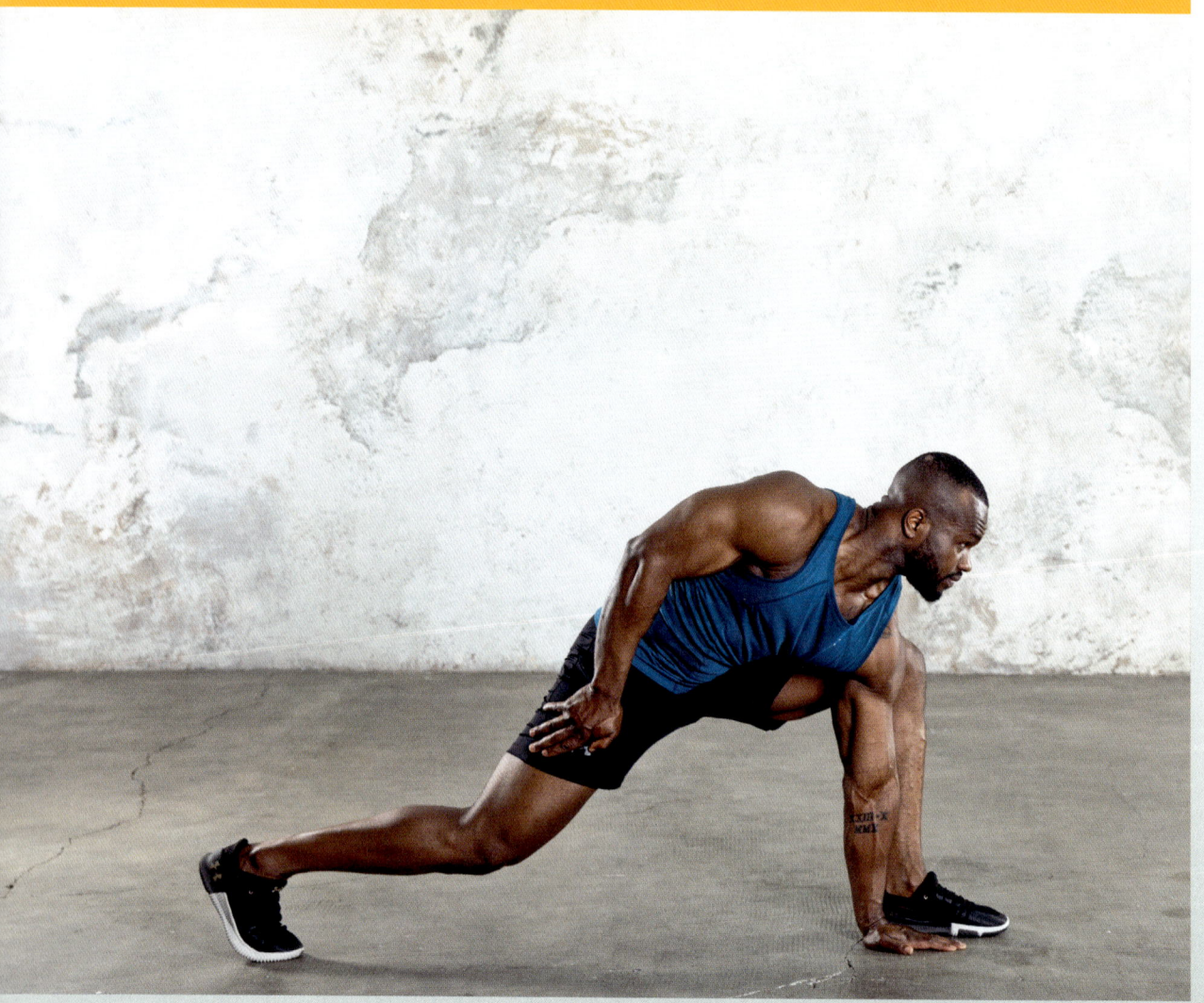

Jetzt nehmt ihr die rechte Hand von der Hüfte, dreht den Oberkörper nach rechts auf und streckt den rechten Arm senkrecht nach oben. Euer Blick geht dabei zur rechten Hand. Achtet darauf, in der Körpermitte stabil zu bleiben. Zurück zur Ausgangsposition und die Übung mit dem rechten Bein wiederholen.

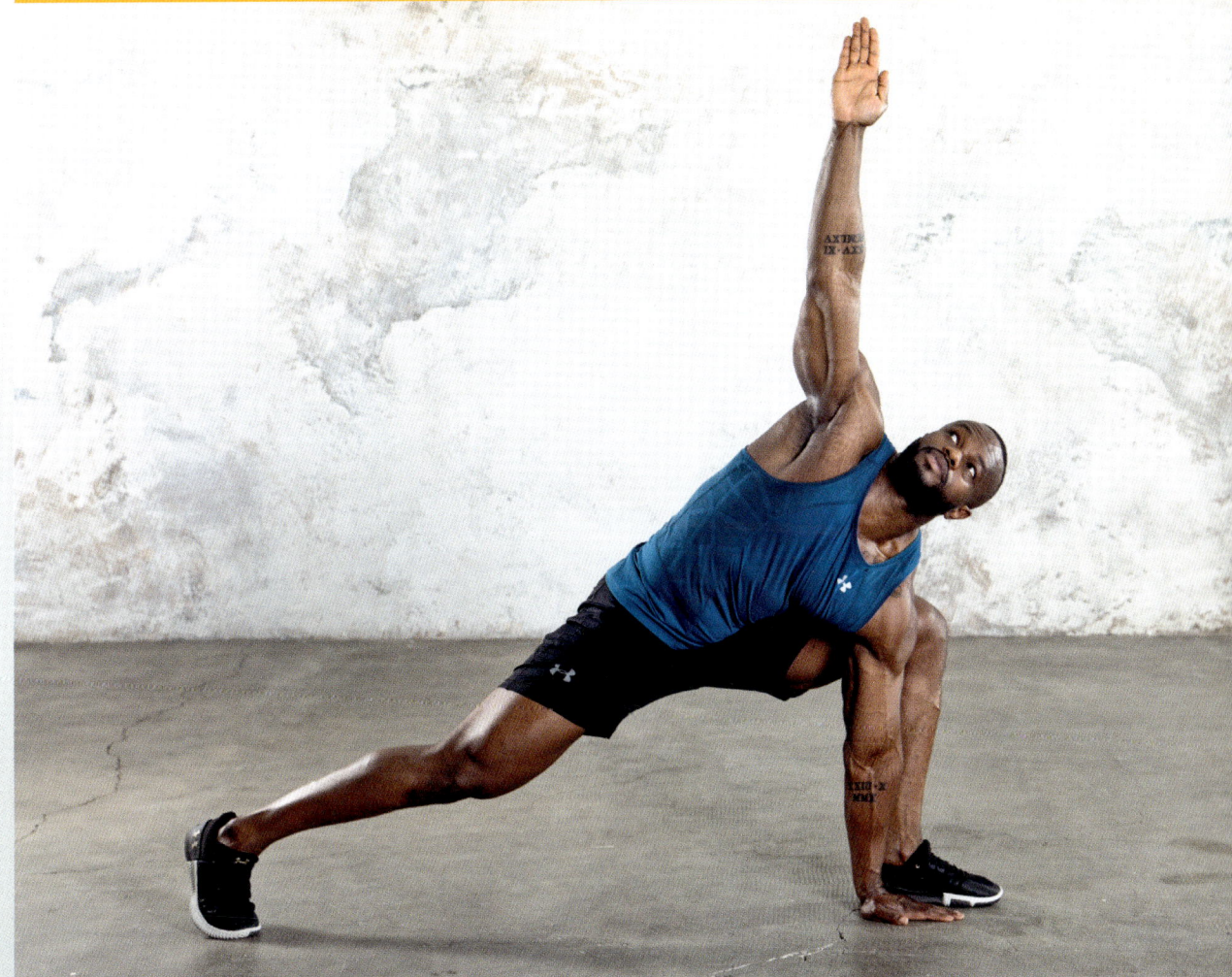

EFFEKT: Dehnt die Hüftmuskulatur, mobilisiert Rücken und Schultern.

4 HANDGELENKSMOBILISATION

Geht in den Vierfüßlerstand. Die Hände sind unter den Schultern positioniert, die Fingerspitzen zeigen nach vorne.

Bringt nun etwas Druck auf die gestreckten Arme, als ob ihr den Boden von euch wegstoßen wolltet. Macht mit dem Oberkörper kreisende Bewegungen, den Druck auf den Händen dabei aufrechterhalten. Nach ein paar Kreisen die Richtung wechseln.

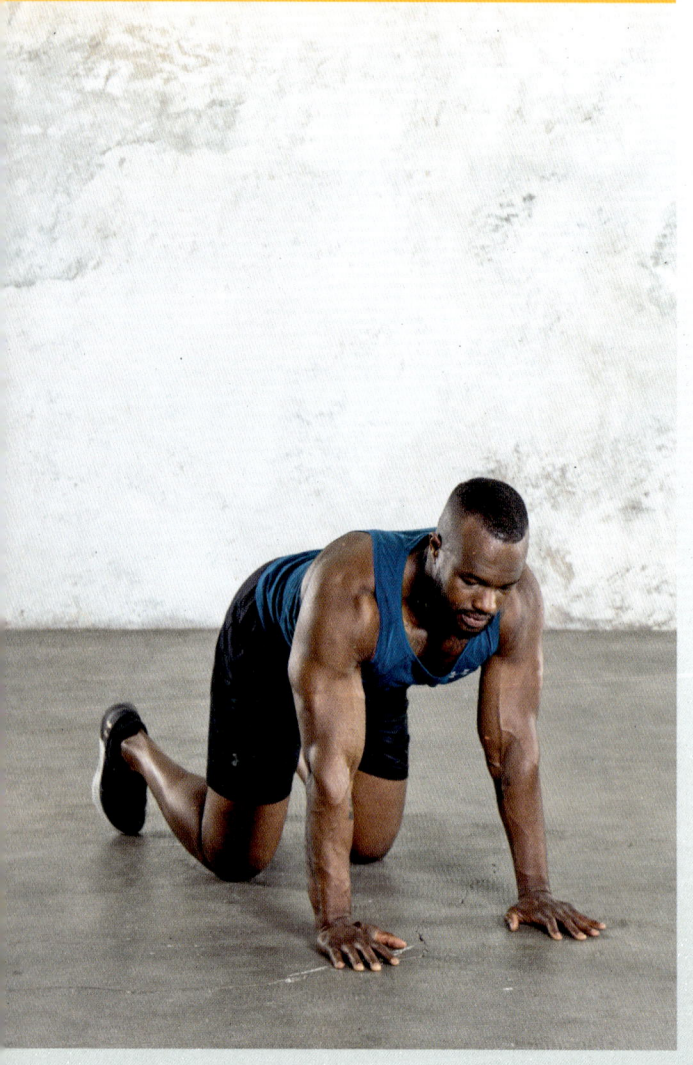
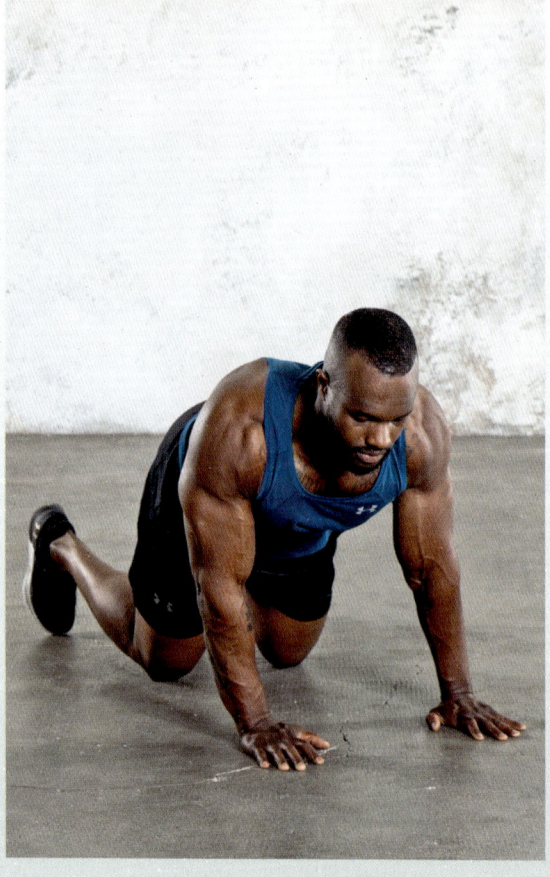

Setzt die Hände um, die Fingerspitzen zeigen jetzt zum Körper, dann ebenfalls die kreisenden Bewegungen in beide Richtungen durchführen.

Dreht die Hände nun um, bis die Handrücken auf dem Boden liegen, die Fingerspitzen zeigen zum Körper, wieder kreisende Bewegungen in beide Richtungen.

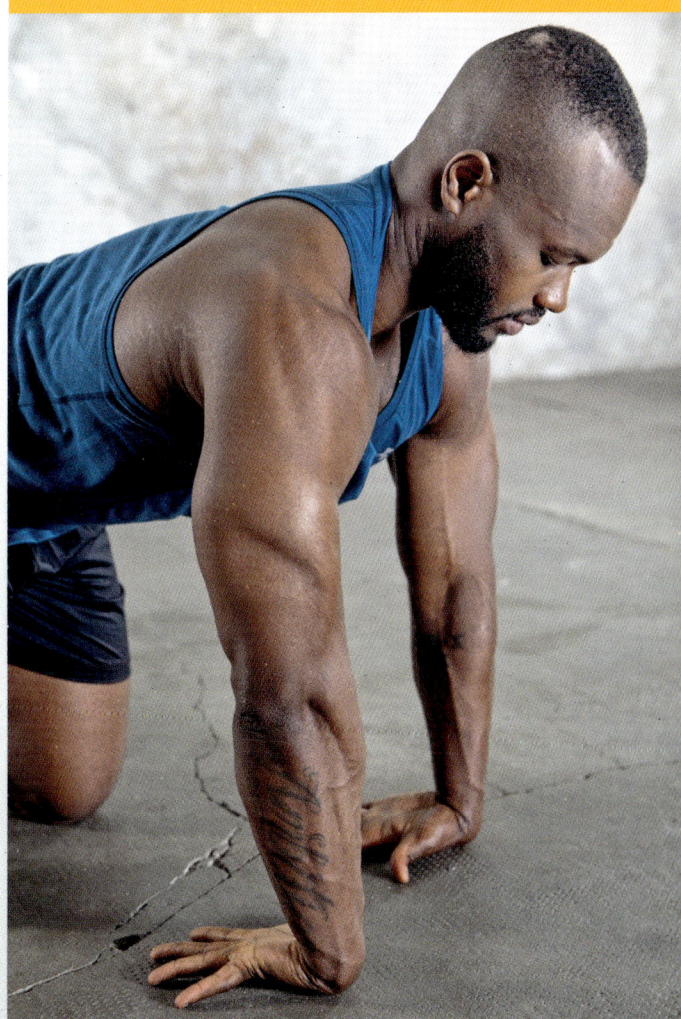

EFFEKT: Mobilisiert Hand- und Schultergelenke.

5 OBERKÖRPERROTATION

Stellt euch aufrecht hin, die Füße etwa schulterbreit auseinander.

Verschränkt die Arme vor der Brust und dreht den Oberkörper langsam nach links. Hüfte und Beine bleiben dabei möglichst gerade.

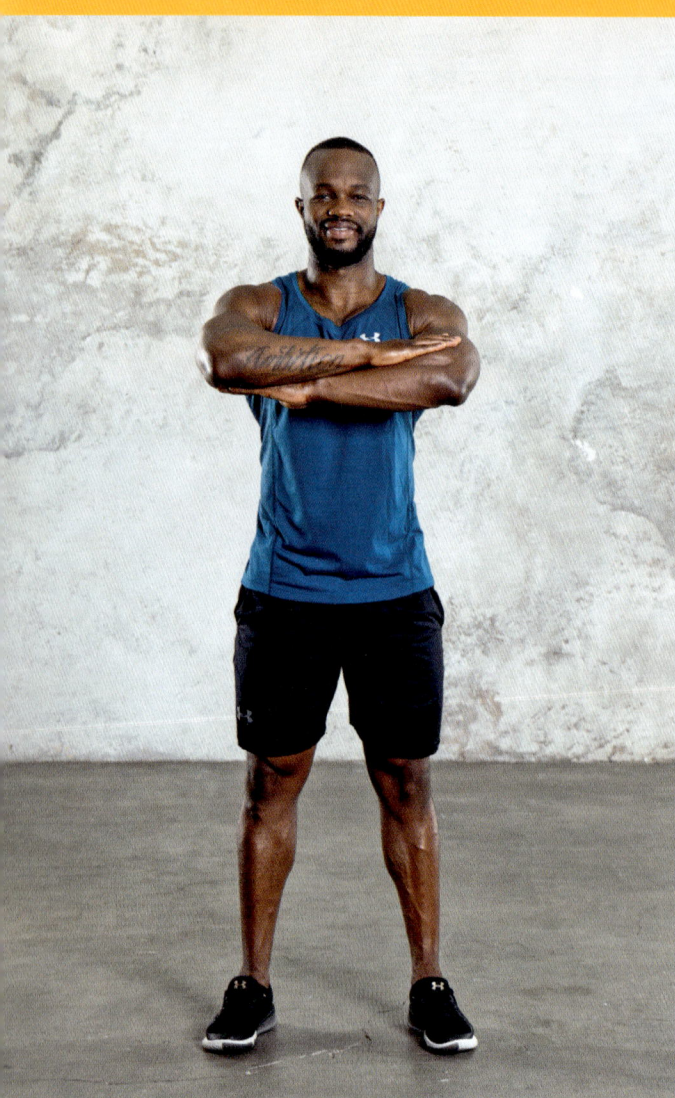
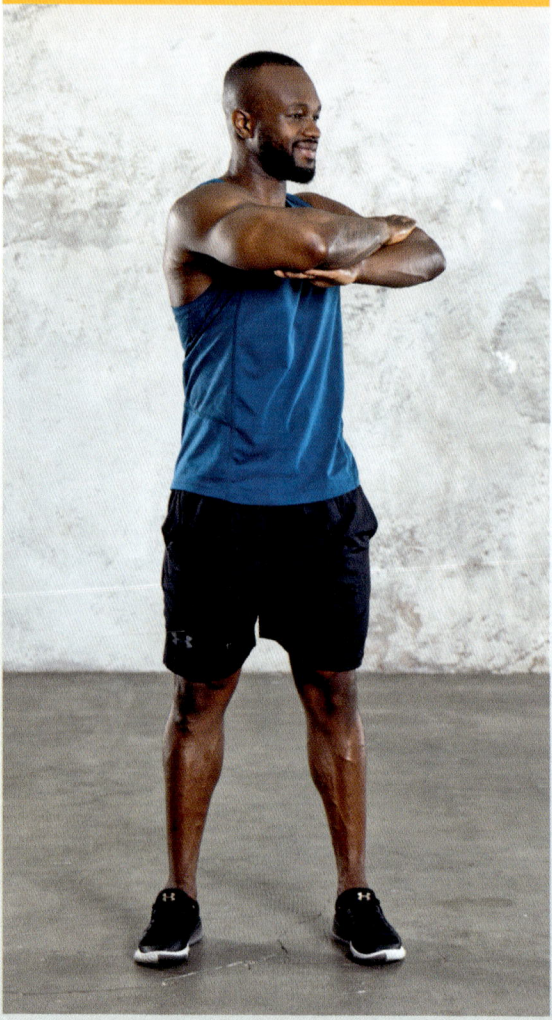

Dreht den Oberkörper nun nach rechts und wiederholt die Rotation in flüssigem Wechsel.

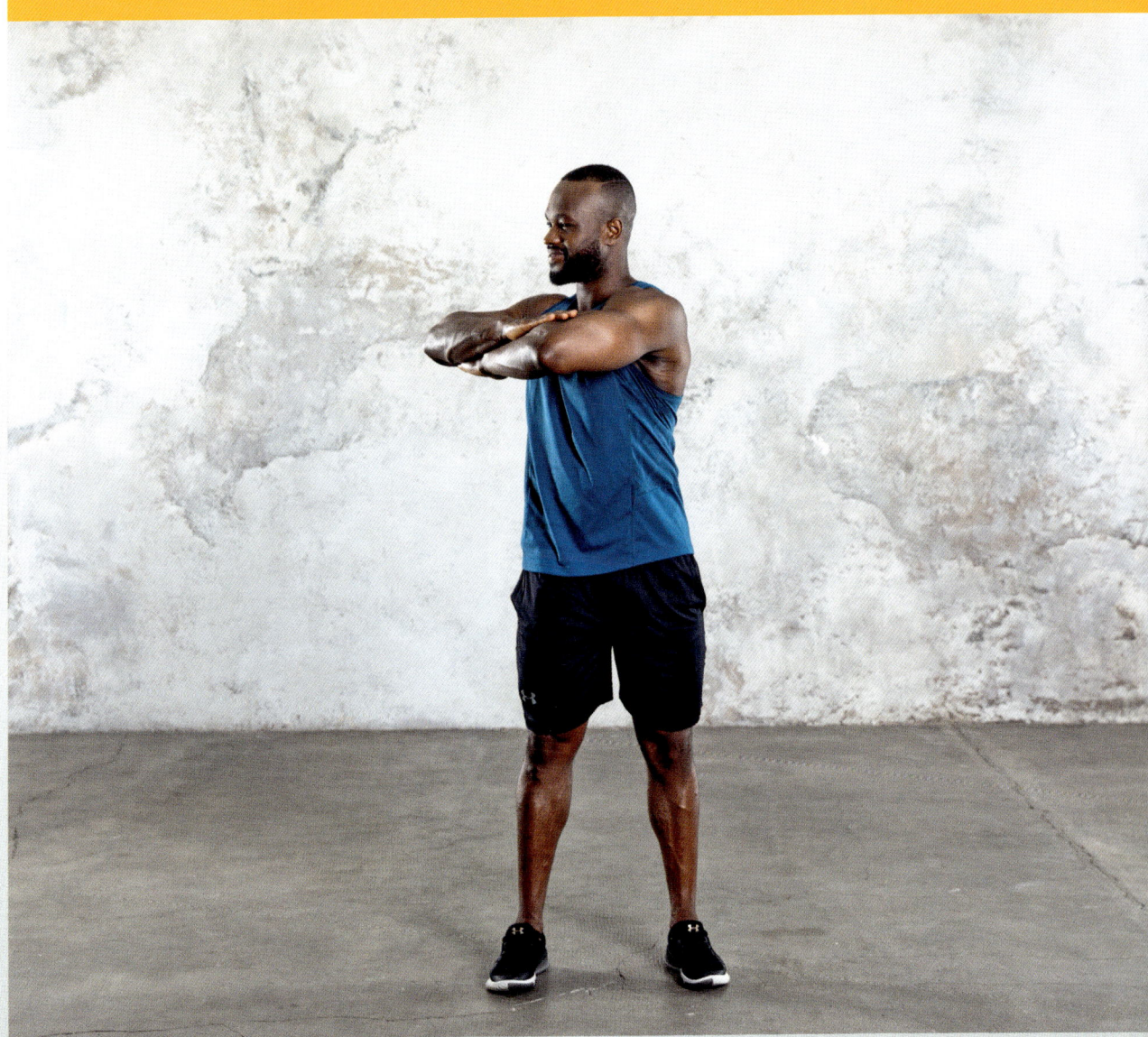

EFFEKT: Mobilisiert den gesamten Oberkörper.

KRAFT – DIE BASICS

Jetzt kommen wir zum Herzstück des Ganzen – zu den Kraftübungen! Ich habe für euch die meiner Meinung nach 20 besten Übungen ausgewählt. Jede einzelne werde ich euch auf den kommenden Seiten vorstellen. Es sind Klassiker dabei wie Bankdrücken oder Kreuzheben, aber auch innovative Übungen, die ganze Muskelketten beanspruchen, wie der Kettlebell Swing oder die Mountain Climbers. Zunächst will ich euch aber noch drei grundsätzliche Dinge ans Herz legen, auf die ihr beim Krafttraining achten solltet:

1 Viel hilft nicht viel!

Leider ist dieser Irrglaube immer noch sehr weit verbreitet. Es bringt euch aber nicht weiter, nur auf „Masse" beim Training zu setzen, also möglichst lange zu trainieren oder möglichst hohe Gewichte zu stemmen und viele Übungen zu absolvieren – ganz im Gegenteil! Für das Krafttraining reichen pro Session 45 Minuten bis eine Stunde, alles darüber hinaus ist Quatsch und ermüdet euren Körper nur unnötig – dann steigt das Verletzungsrisiko und verlängert sich die Regenerationszeit. Dreimal pro Woche Krafttraining reicht völlig aus. Alle, die damit angeben, sechsmal pro Woche ins Gym zu gehen, haben nicht verstanden, wie ein sinnvoller Trainingsaufbau aussieht. Auch die Anzahl der Übungen pro Session wird oft viel zu hoch angesetzt. Konzentriert euch lieber auf einige wenige Übungen und lernt die Bewegungsabläufe ordentlich – das ist es, was euer Training effizient und qualitativ hochwertig macht.

2 Richtige Bewegungsausführung

Ich lege außerdem sehr viel Wert darauf, dass ihr die Übungen sauber und langsam ausführt. Alle schnellen, ruckartigen Bewegungen sind völlig fehl am Platz, so verletzt ihr euch nur und trainiert vor allem sehr ineffizient. Konzentriert euch bei jeder einzelnen Wiederholung auf die dabei beanspruchten Muskeln, übt möglichst oft vor dem Spiegel, um eure Haltung und Bewegungsausführung zu checken, oder sucht euch einen kompetenten Trainingspartner, der darauf achtet. Ein sauber, langsam und konzentriert ausgeführter Crunch ist so viel anstrengender als fünf schlampig runtergerockte Crunches – probiert es aus, dann wisst ihr, was ich meine!

3 Kluge Trainingsplanung

Besonders Einsteiger sind am Anfang mit Feuereifer beim Training dabei – das finde ich super, aber manchmal muss man sie auch bremsen. Clever trainieren bedeutet, die richtigen Übungen auszuwählen, diese langsam und sauber zu absolvieren und, ganz wichtig, die Ruhetage einzuhalten, denn, wie ihr ja mittlerweile wisst, genau dann passiert die Anpassung eures Körpers ans Training. Für Einsteiger ist es sinnvoll, in den ersten Wochen ein Ganzkörper-Programm zu machen, so baut ihr die Grundlagen auf. Danach können erste Schwerpunkte gelegt werden, das Training wird aufgeteilt bis hin zum 3er-Split, mit dem ich trainiere. Und genau so ist auch mein 12-Wochen-Programm aufgebaut – aber dazu später mehr, jetzt schaut euch erst mal die Übungen an!

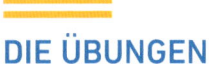
1 BANKDRÜCKEN

Legt euch mit dem Rücken auf eine Hantelbank, die Füße stehen auf dem Boden. Nehmt die Langhantel vom Rack oder lasst sie euch von eurem Trainingspartner reichen.

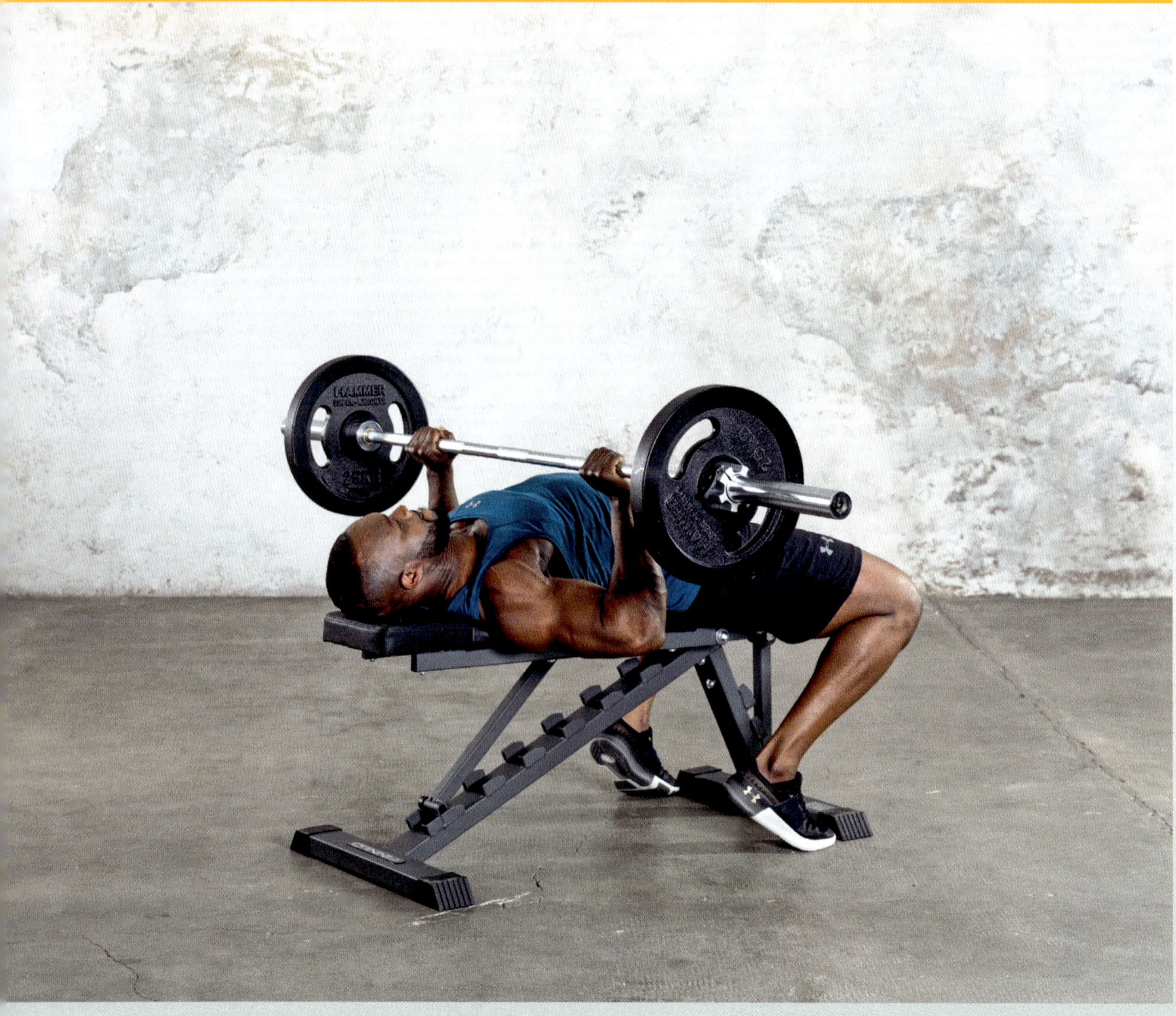

Greift die Hantel etwas weiter als schulterbreit und drückt sie langsam senkrecht nach oben, bis die Arme fast gestreckt sind. Dann senkt ihr die Hantel wieder langsam ab.

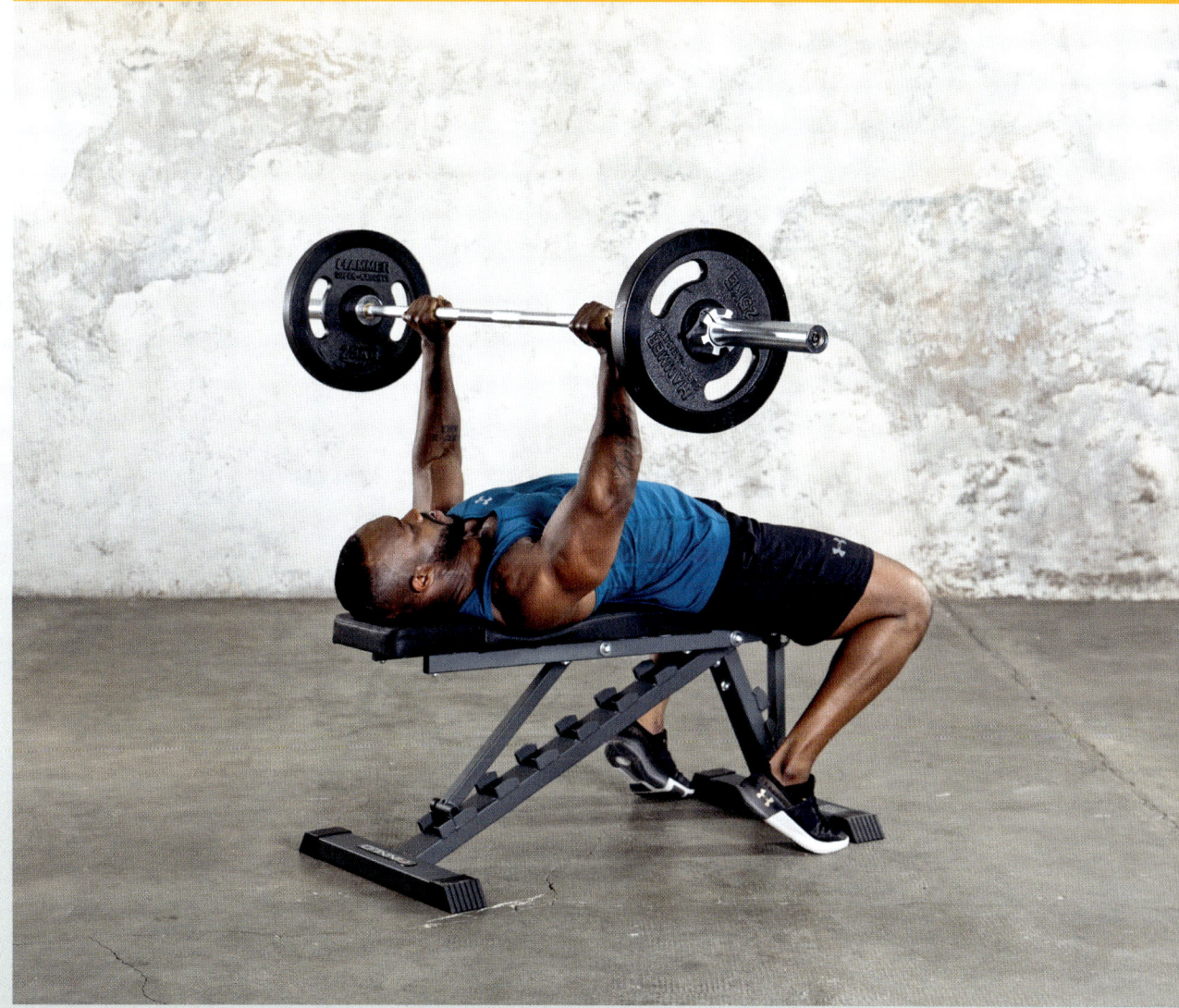

EFFEKT: Trainiert den großen Brustmuskel und den Trizeps.

2 FLYS MIT KURZHANTELN

Legt euch mit dem Rücken auf eine Hantelbank, die Füße stehen auf dem Boden. Greift euch zwei Kurzhanteln und haltet sie wie einen Hammer (Hammergriff). Führt sie senkrecht nach oben, bis die Arme fast gestreckt sind.

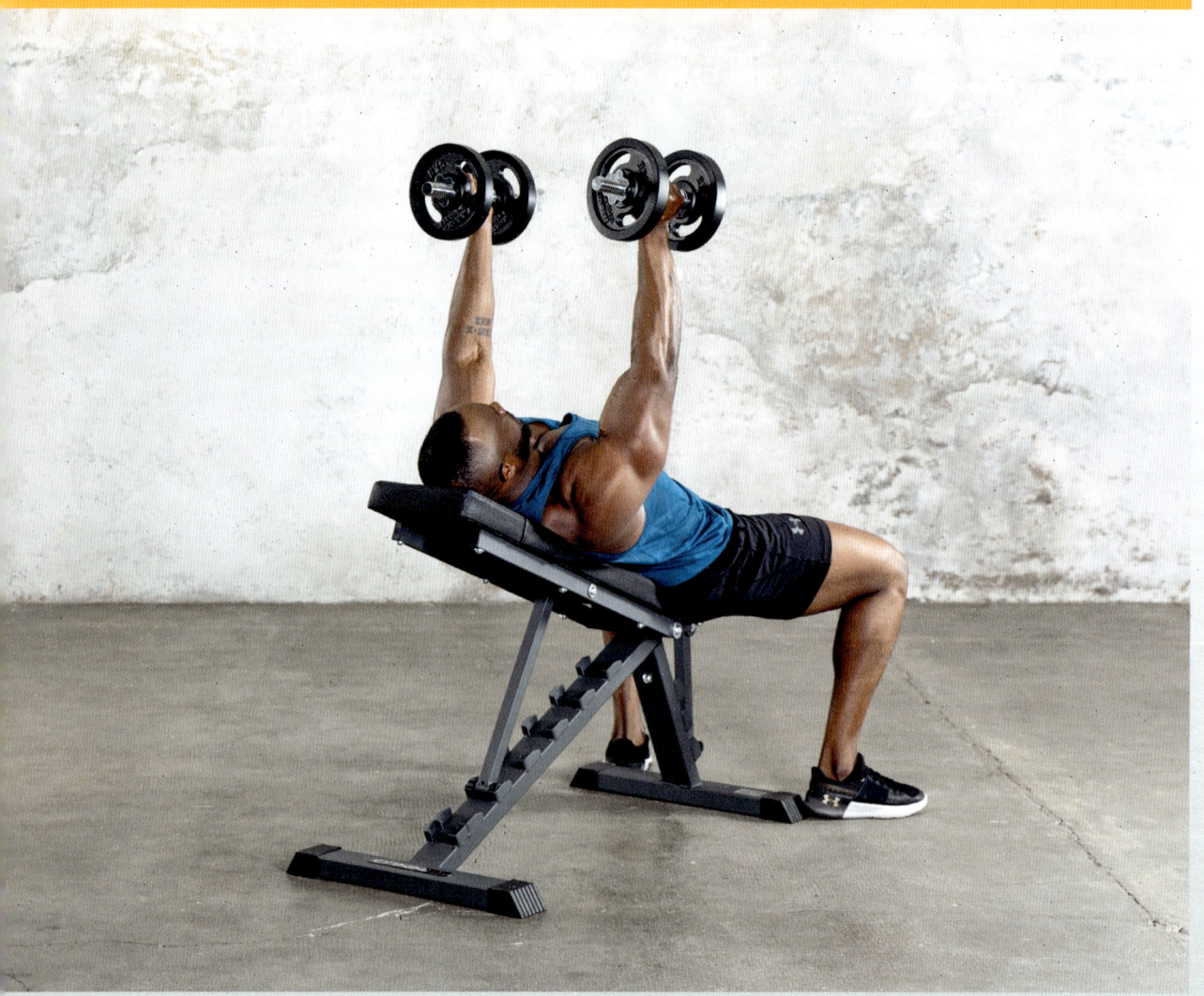

Jetzt senkt ihr beide Arme gleichzeitig waagerecht nach außen ab, die Arme bleiben dabei leicht gebeugt. Kurz halten und langsam wieder zurück in die Ausgangsposition.

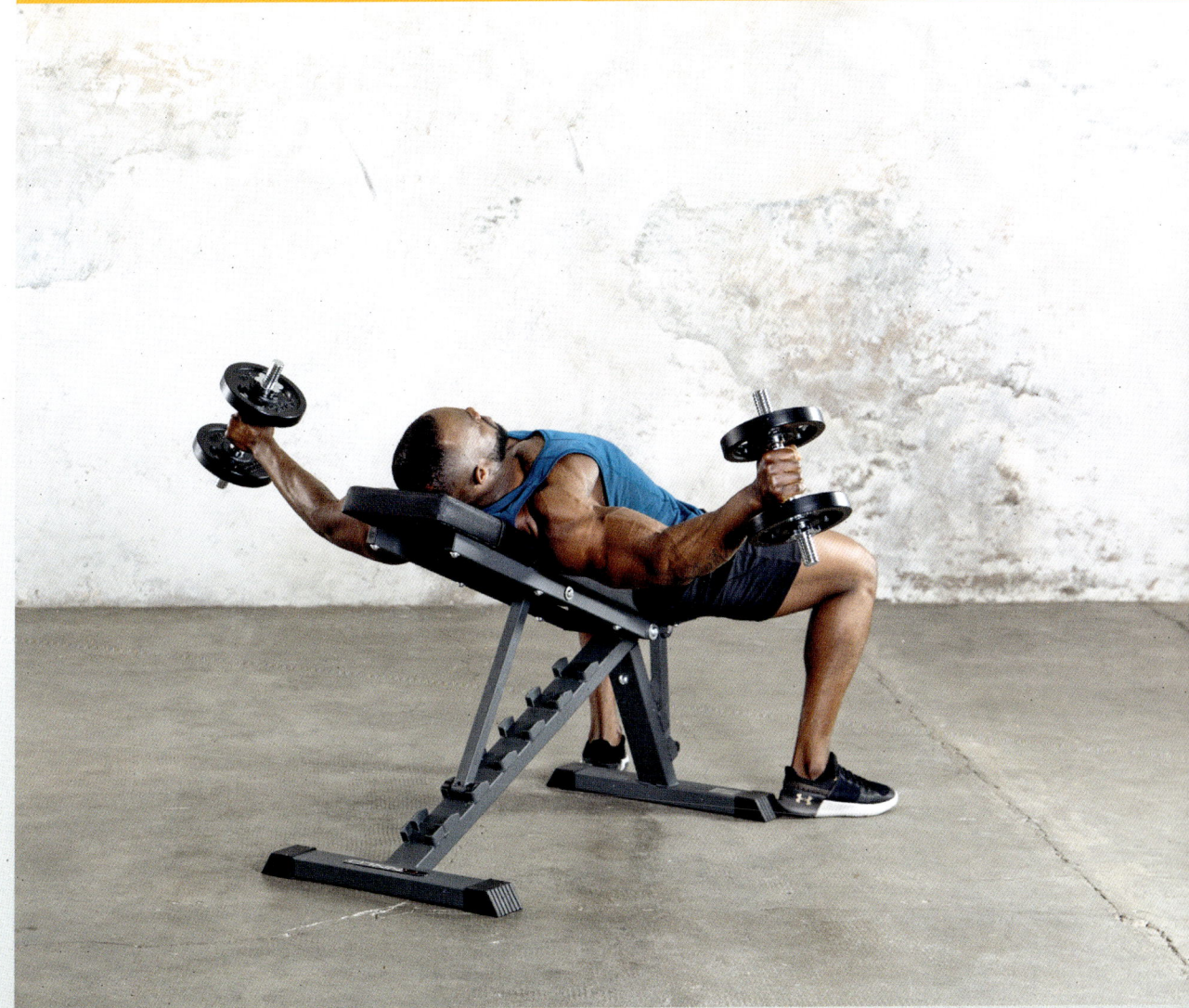

EFFEKT: Trainiert den großen Brustmuskel und die vordere Schultermuskulatur.

3 KREUZHEBEN

Die Füße stehen schulterbreit auseinander. Beugt die Beine und greift euch die vor euch liegende Langhantel. Die Fingerspitzen zeigen dabei zu euch, der Rücken bleibt gerade.

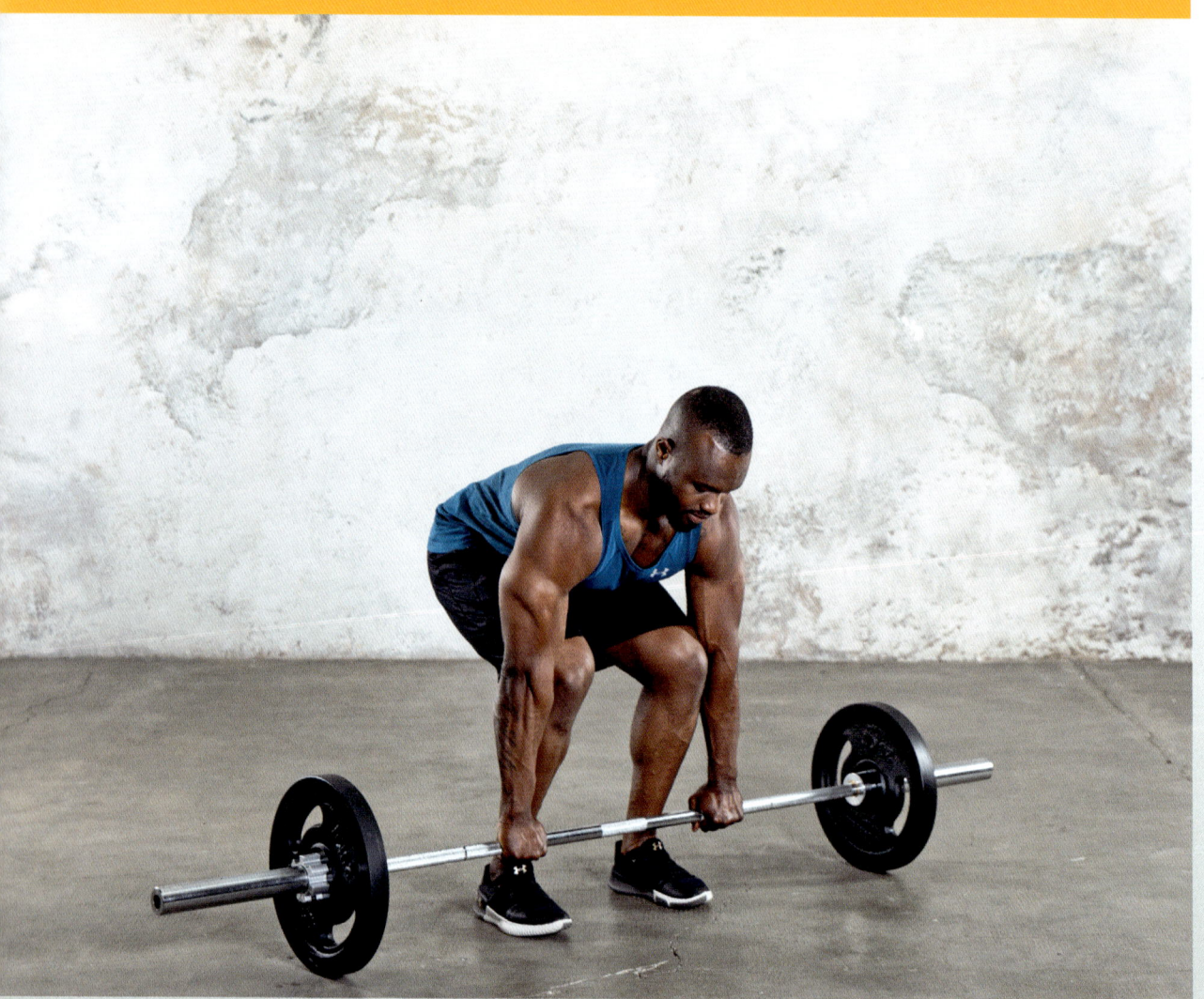

Richtet euch mit geradem Rücken langsam auf, spannt dabei den Po an. Kurz halten und langsam wieder absenken.

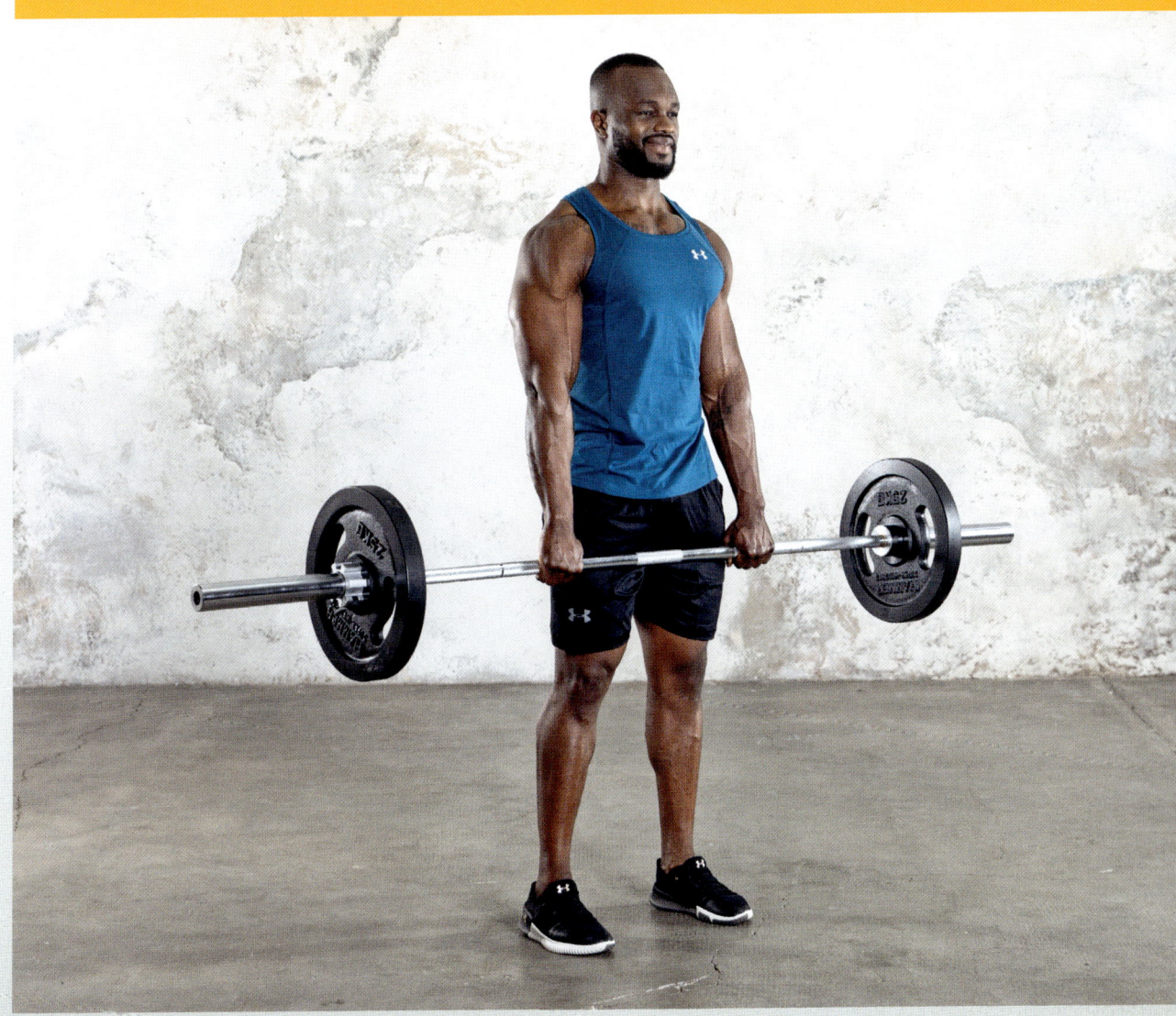

EFFEKT: Trainiert den Rückenstrecker, die vordere Oberschenkelmuskulatur und den großen Gesäßmuskel.

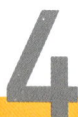 4 KURZHANTEL-RUDERN

Kniet euch mit dem linken Knie auf eine Schrägbank, stützt euch mit der linken Hand auf der schrägen Fläche ab, Rücken gerade halten. Das rechte Bein ist leicht gebeugt, der Fuß steht fest auf dem Boden. Nehmt mit der rechten Hand die Kurzhantel auf.

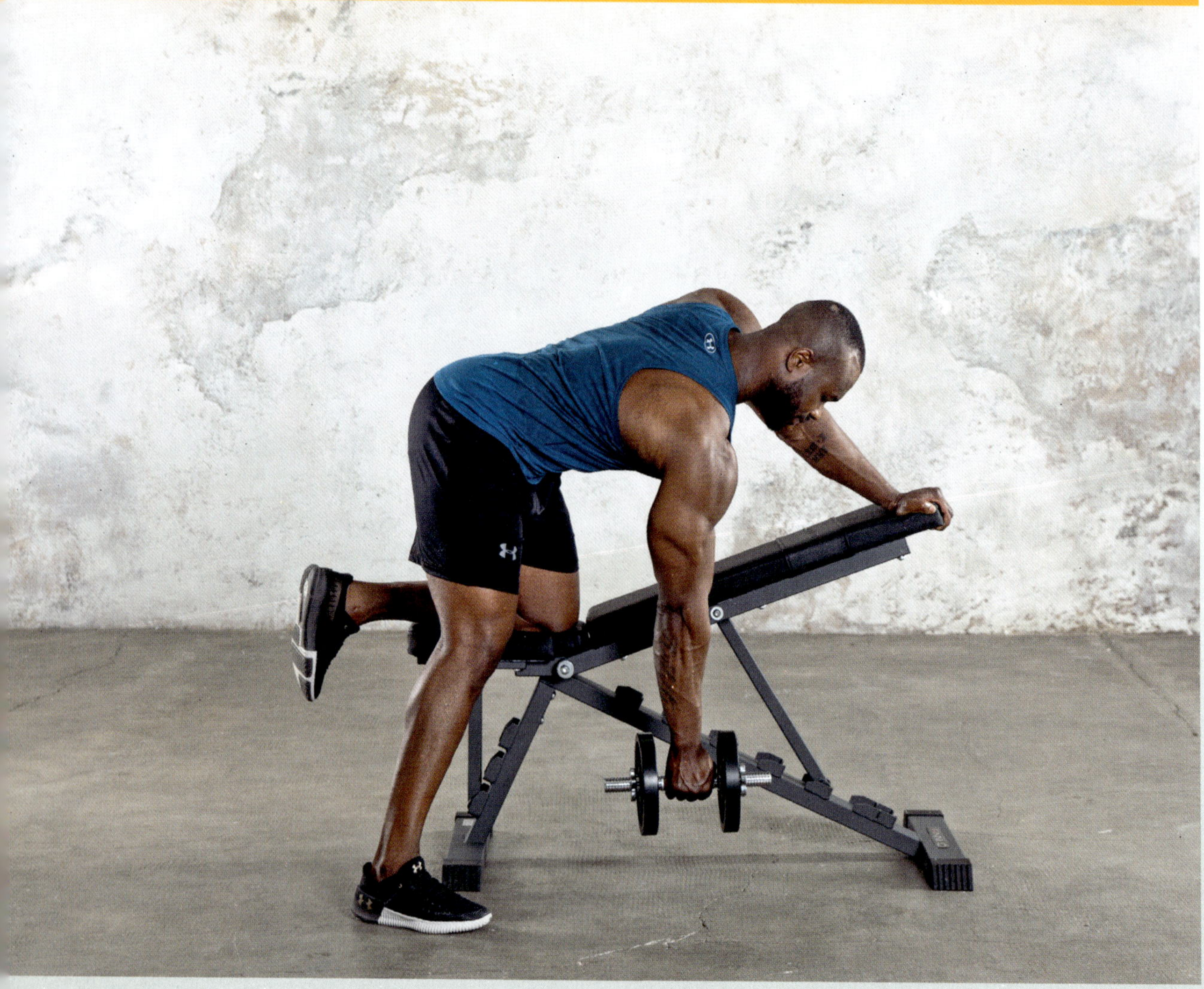

Zieht nun den Arm eng am Körper nach oben, bis der Unterarm mit dem Oberarm einen rechten Winkel ergibt. Das rechte Bein streckt sich bei dieser Bewegung, der Rücken bleibt gerade. Langsam wieder absenken. Nach einem Satz Wiederholungen Seitenwechsel.

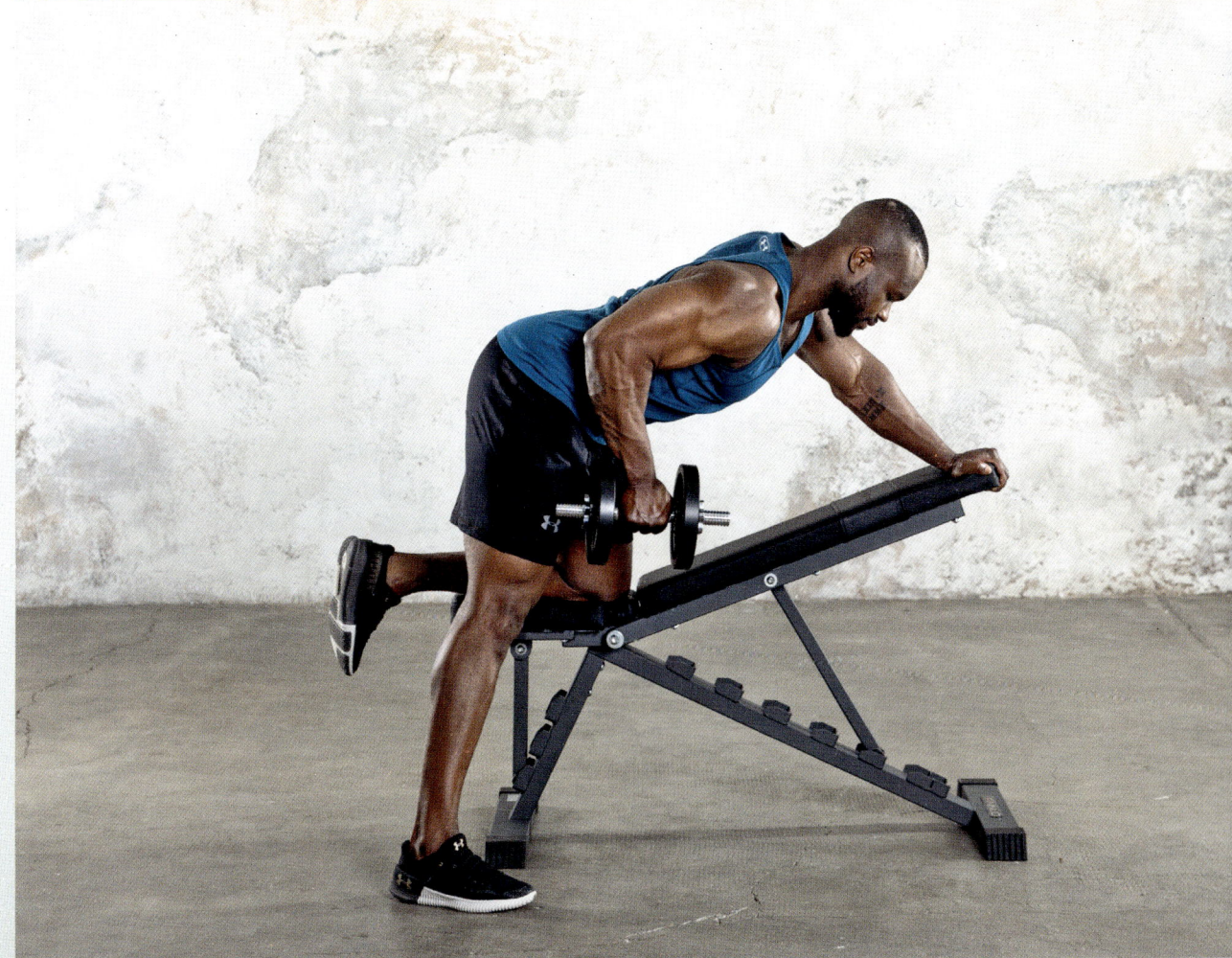

EFFEKT: Trainiert den oberen und mittleren Rücken und die hintere Schultermuskulatur.

5 REVERSE ROWS

Legt euch auf dem Boden oder auf einer Fitnessmatte auf den Rücken. Nehmt die Griffe des TRX-Trainers (ihr könnt auch an Turnringen üben). Die Füße sind aufgestellt, Ober- und Unterschenkel bilden einen 90-Grad-Winkel.

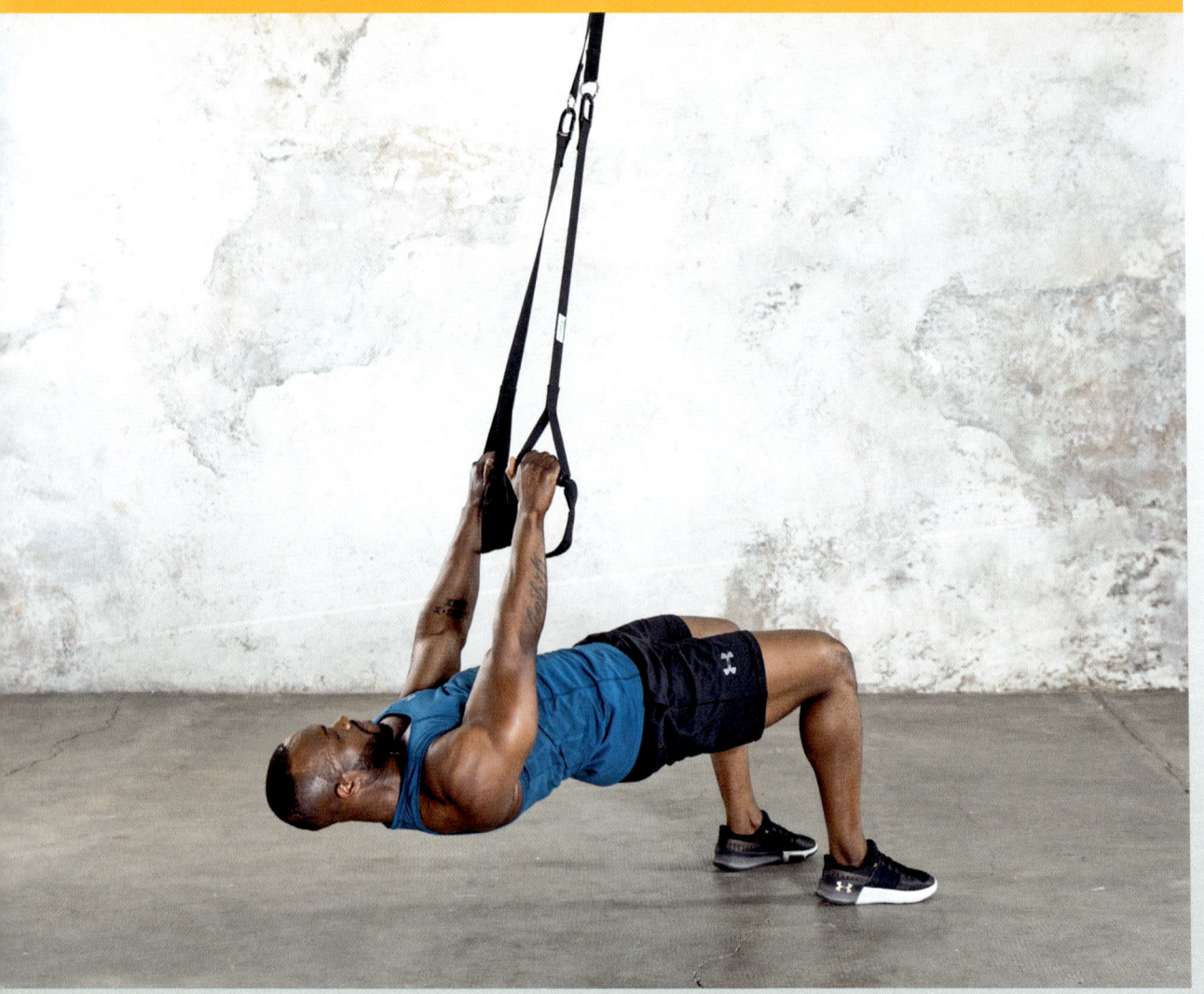

Nun zieht ihr euch nach oben, beugt die Arme, bis Ober- und Unterarm je einen 90-Grad-Winkel erreichen. Der Körper bleibt dabei die ganze Zeit gerade, Körperspannung halten. Langsam wieder absenken.

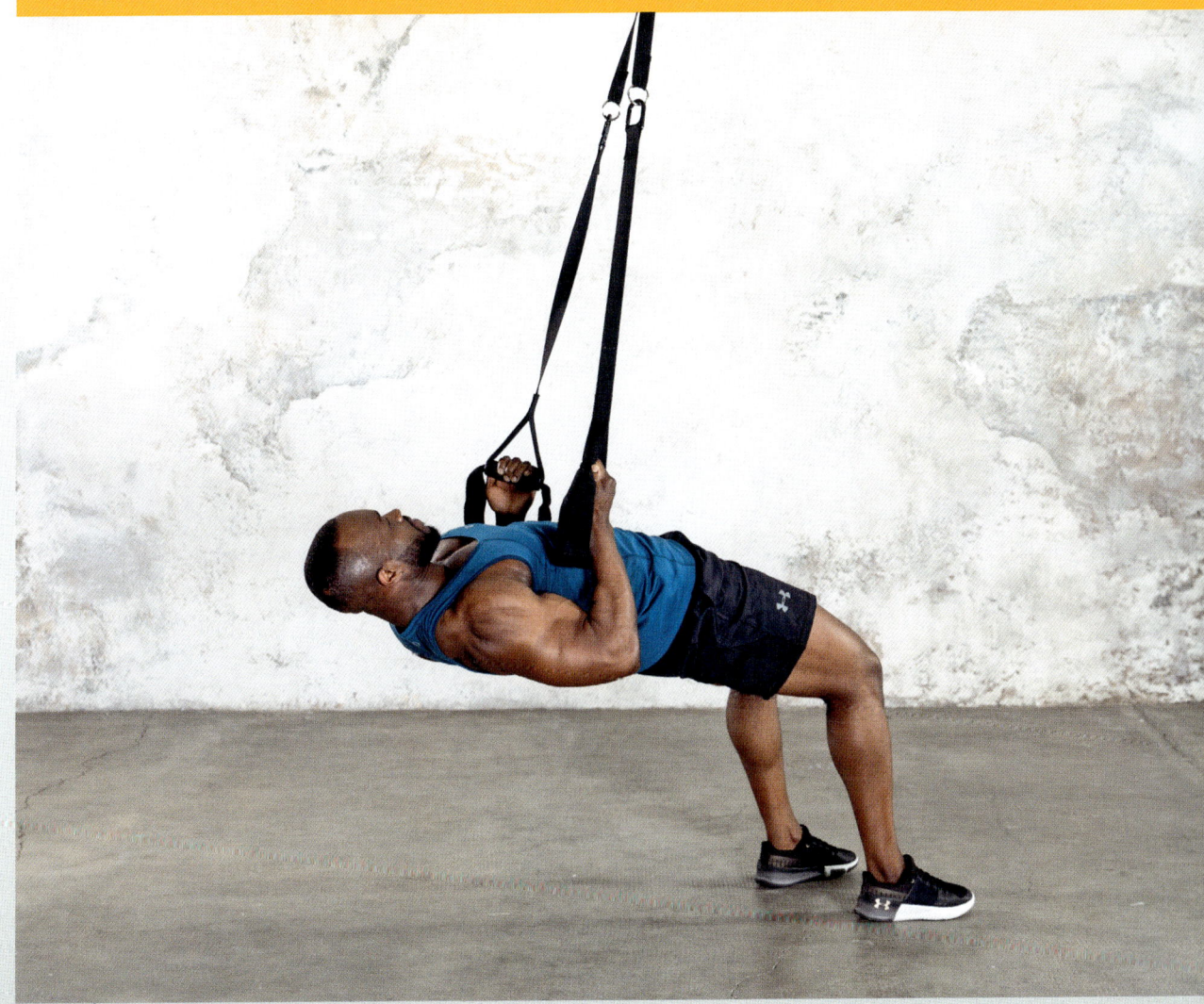

EFFEKT: Trainiert den oberen und mittleren Rücken, den Bizeps und die hintere Schultermuskulatur.

6 KNIEBEUGEN

Nehmt euch eine Langhantelstange hinter den Nacken – Anfänger können die Übung natürlich auch ohne Gewichte absolvieren. Stellt euch gerade hin, die Füße sind etwa schulterbreit auseinander und leicht nach außen gedreht.

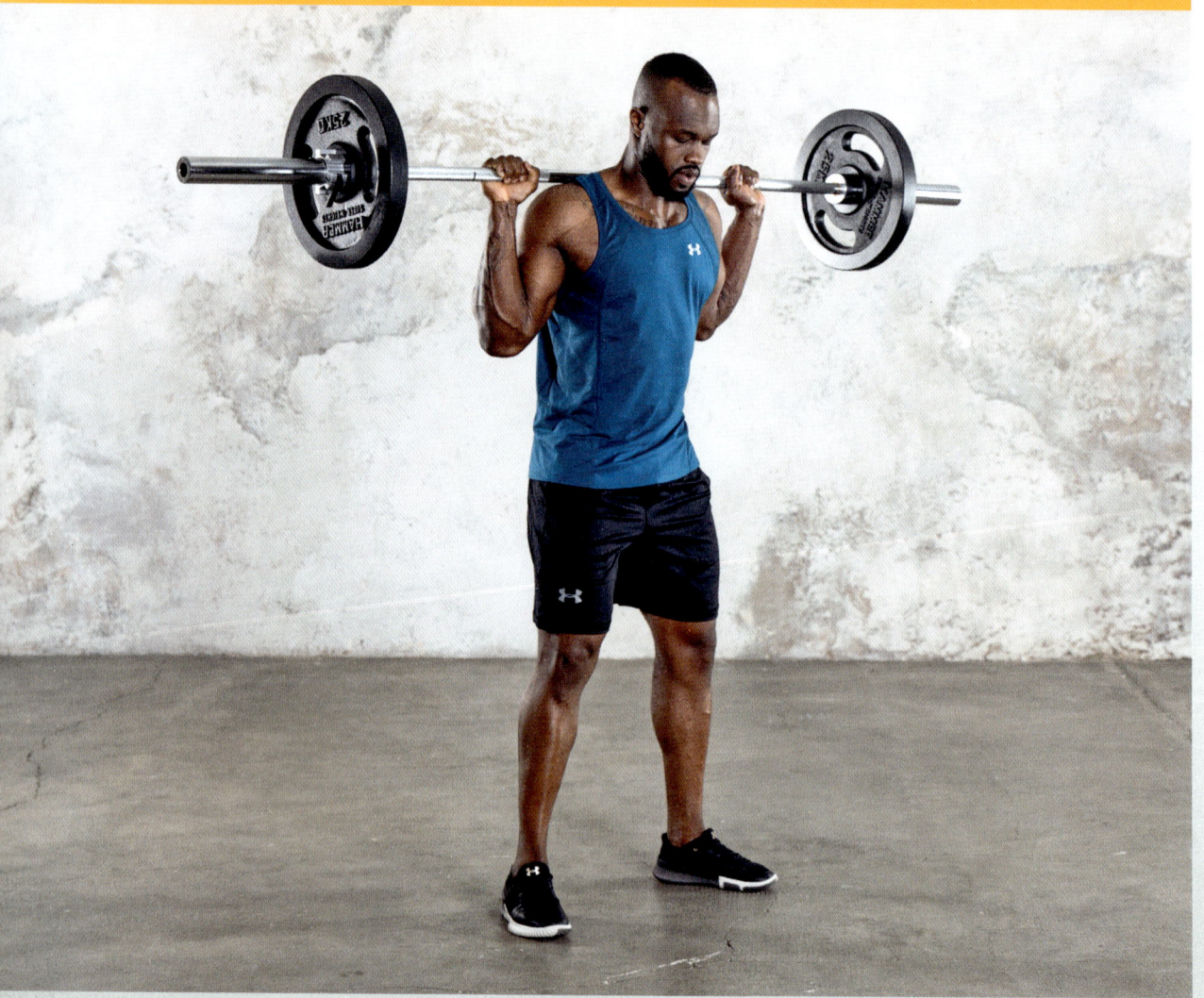

Nun geht ihr langsam in die Kniebeuge, bis Ober- und Unterschenkel etwa einen 90-Grad-Winkel bilden. Langsam wieder aufrichten.

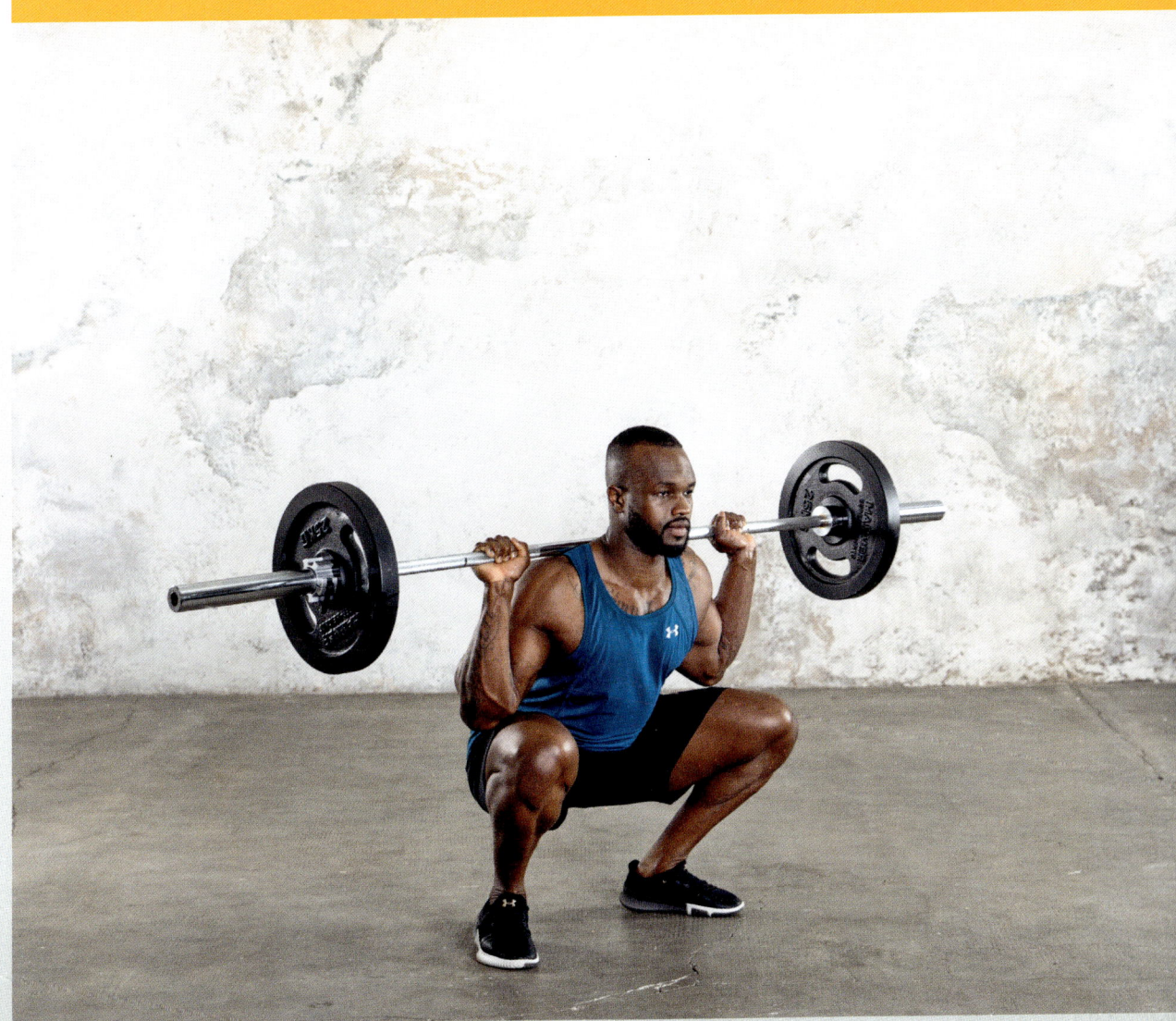

EFFEKT: Trainiert Oberschenkelvorder- und -rückseite und den großen Gesäßmuskel.

7 AUSFALLSCHRITTE

Auch bei dieser Übung gilt: Anfänger brauchen keine Gewichte, Geübte können Hantelscheiben oder Kurzhanteln in die Hände nehmen. Stellt euch aufrecht hin und macht mit dem rechten Bein einen großen Schritt nach vorne, der Rücken bleibt gerade.

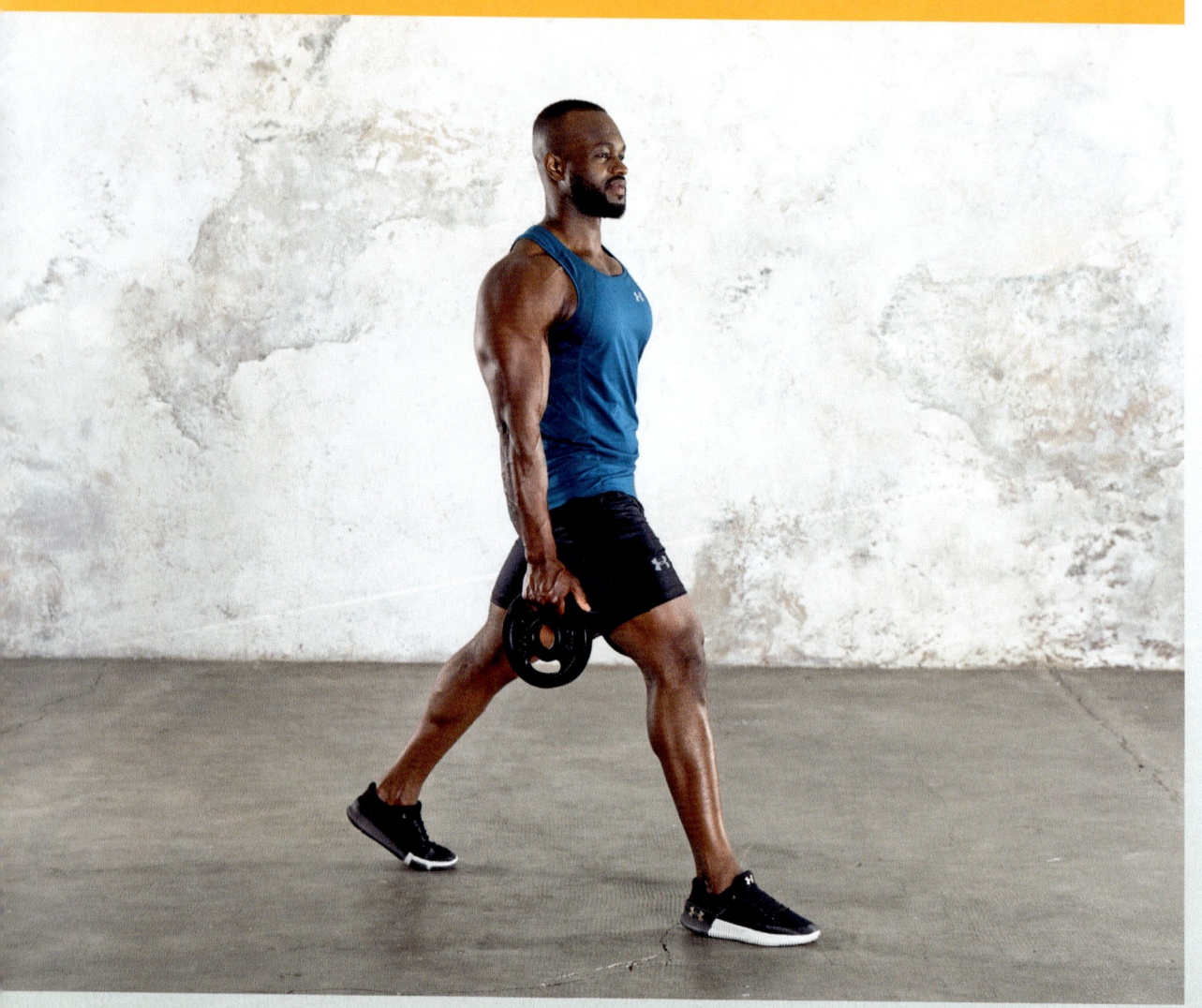

Nun beugt ihr beide Beine, bis jeweils Ober- und Unterschenkel einen rechten Winkel ergeben. Kurz halten und dann zurück in die Ausgangsposition. Mit dem linken Bein vorn die Übung wiederholen.

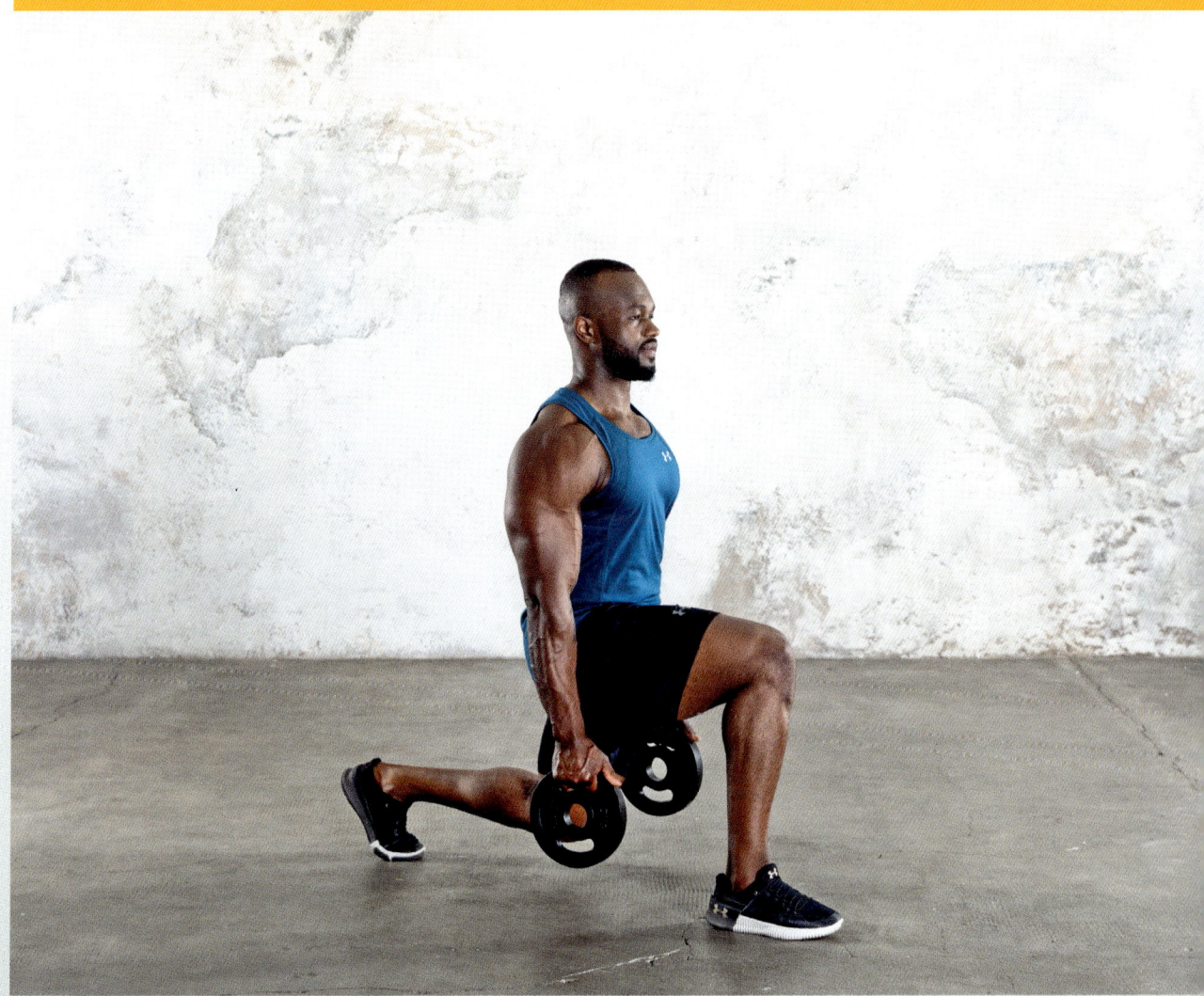

EFFEKT: Trainiert die Oberschenkelvorderseite und den großen Gesäßmuskel, stabilisiert den Rumpf.

8 GOBLET SQUAT

Nehmt eine Kurzhantel oder eine Kettlebell und haltet sie mit beiden Händen vor der Brust. Die Füße stehen schulterbreit auseinander, die Fußspitzen zeigen leicht nach außen.

Geht kontrolliert in die Hocke, die Knie gehen dabei leicht nach außen, der Oberkörper bleibt aufrecht. Langsam wieder zurück in die Ausgangsposition.

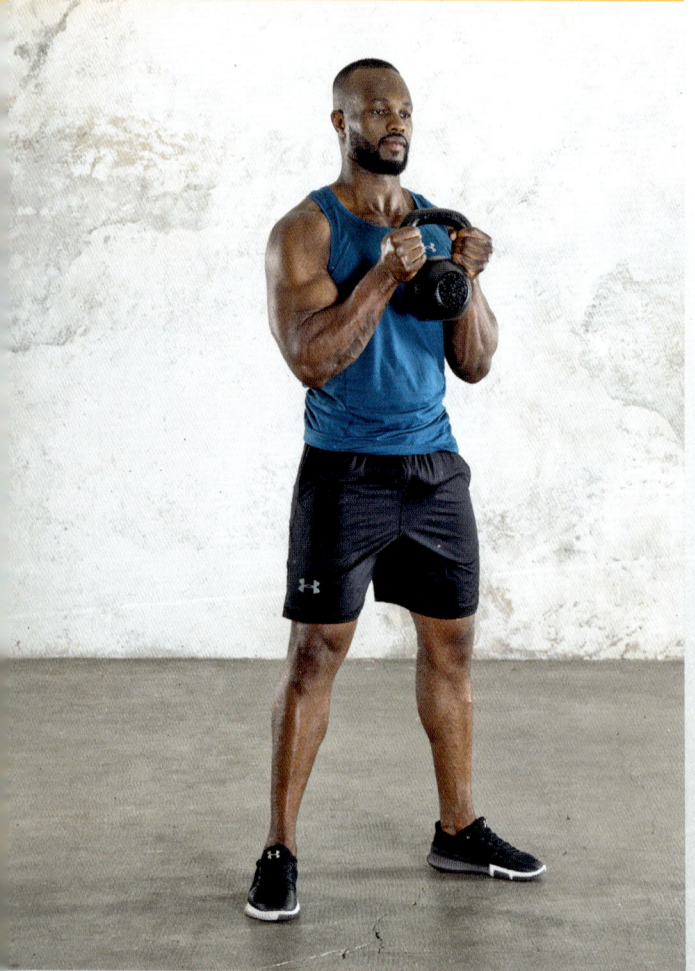
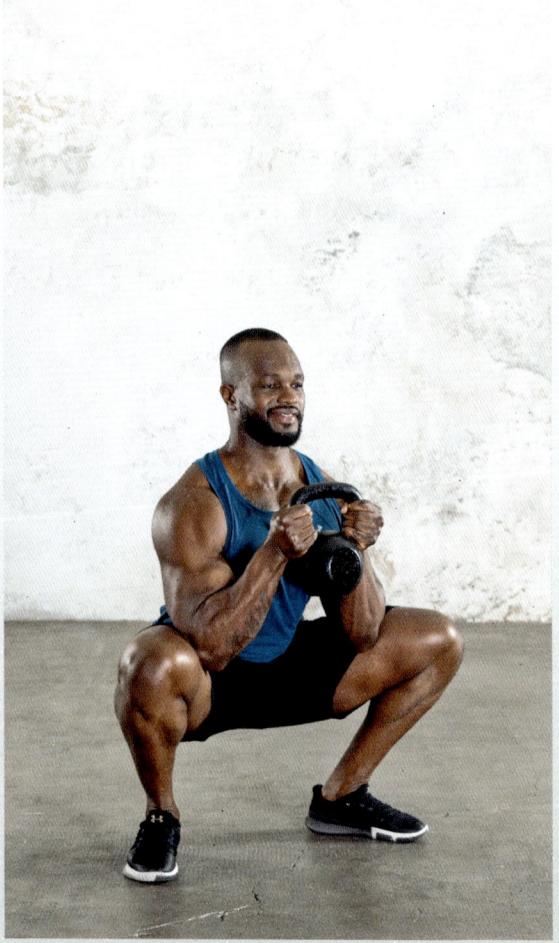

EFFEKT: Trainiert Oberschenkelvorder- und -rückseite und den großen Gesäßmuskel.

9 RUMÄNISCHES KREUZHEBEN

Aufrechter Stand, ihr haltet eine Langhantel auf Oberschenkelhöhe vor dem Körper. Die Füße stehen enger zusammen als beim klassischen Kreuzheben.

Nun senkt ihr die Langhantel langsam ab, beugt dabei den Oberkörper weit nach vorne und achtet auf die Hüftstreckung. Die Beine bleiben fast gestreckt. Von dort aus wieder zurück in die Ausgangsposition.

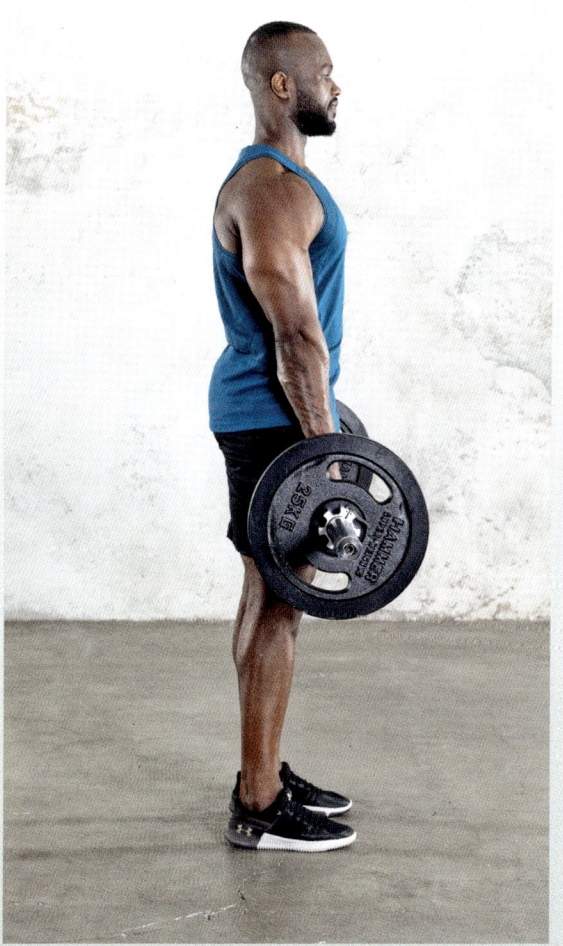
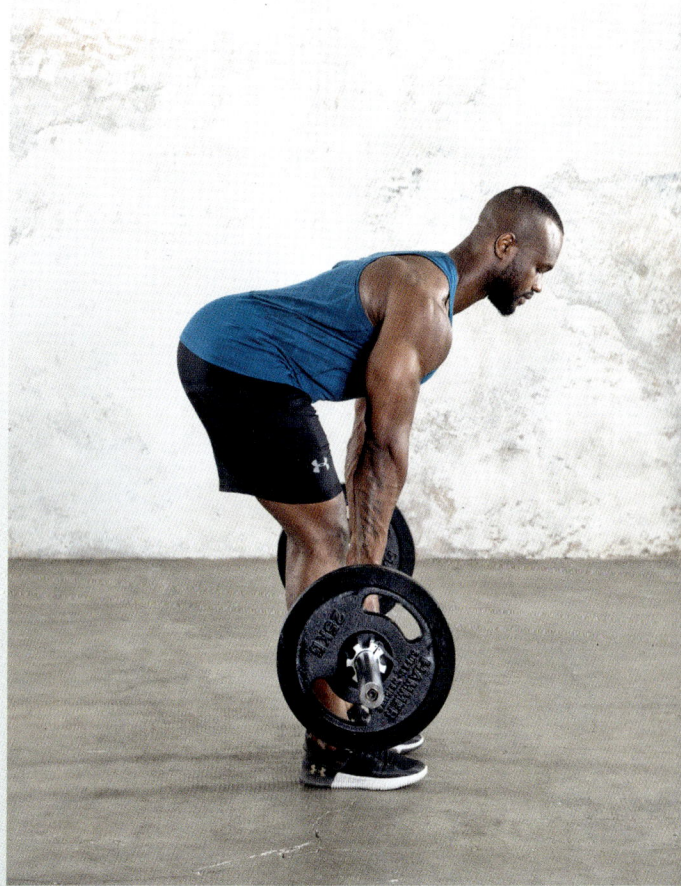

EFFEKT: Trainiert den unteren Rücken und die Oberschenkelrückseite.

10 SCHULTERPRESSE MIT KURZHANTELN

Setzt euch auf eine verstellbare Hantelbank, der lange Teil dient als Lehne und ist möglichst aufrecht eingestellt. Nehmt zwei Kurzhanteln auf Schulterhöhe, die Fingerspitzen zeigen nach vorne, die Arme sind gebeugt.

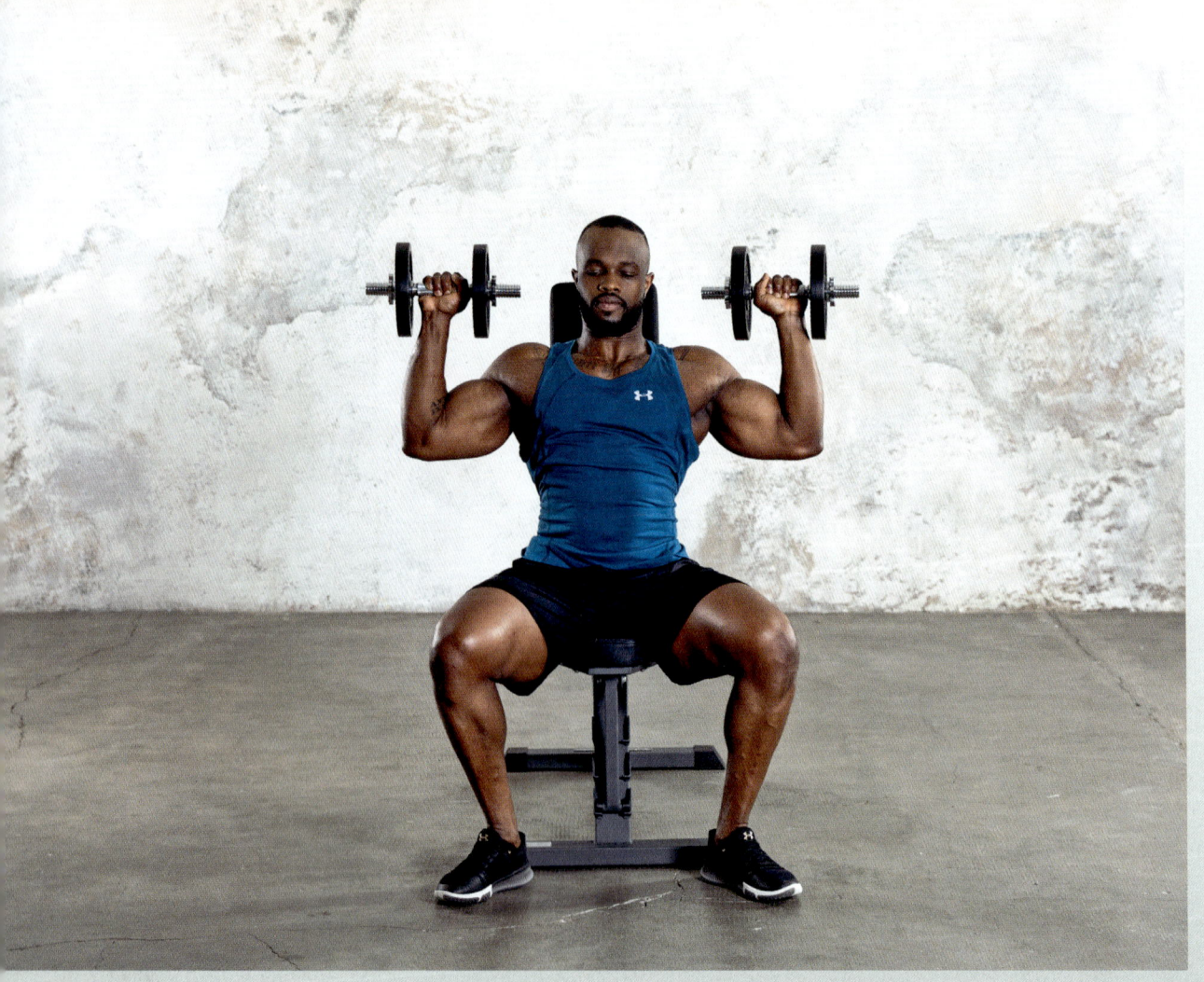

Führt die Arme senkrecht nach oben, aber streckt sie nicht ganz durch. Langsam wieder absenken.

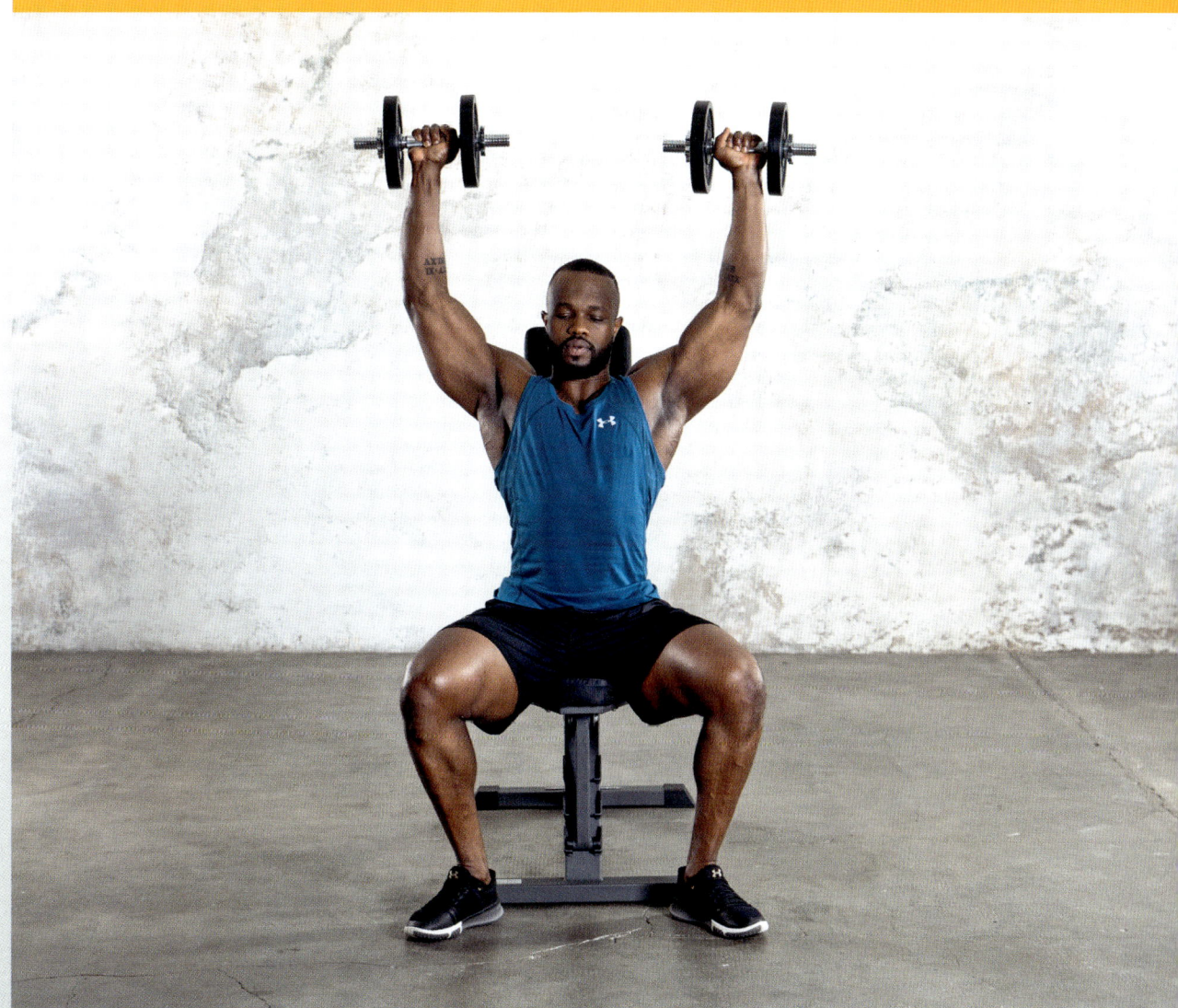

EFFEKT: Trainiert die Schultermuskulatur, insbesondere den Deltamuskel.

11 SEITHEBEN

Nehmt euch zwei Kurzhanteln und stellt euch aufrecht hin, die Füße stehen eng zusammen. Haltet die Hanteln im Hammergriff seitlich neben dem Körper.

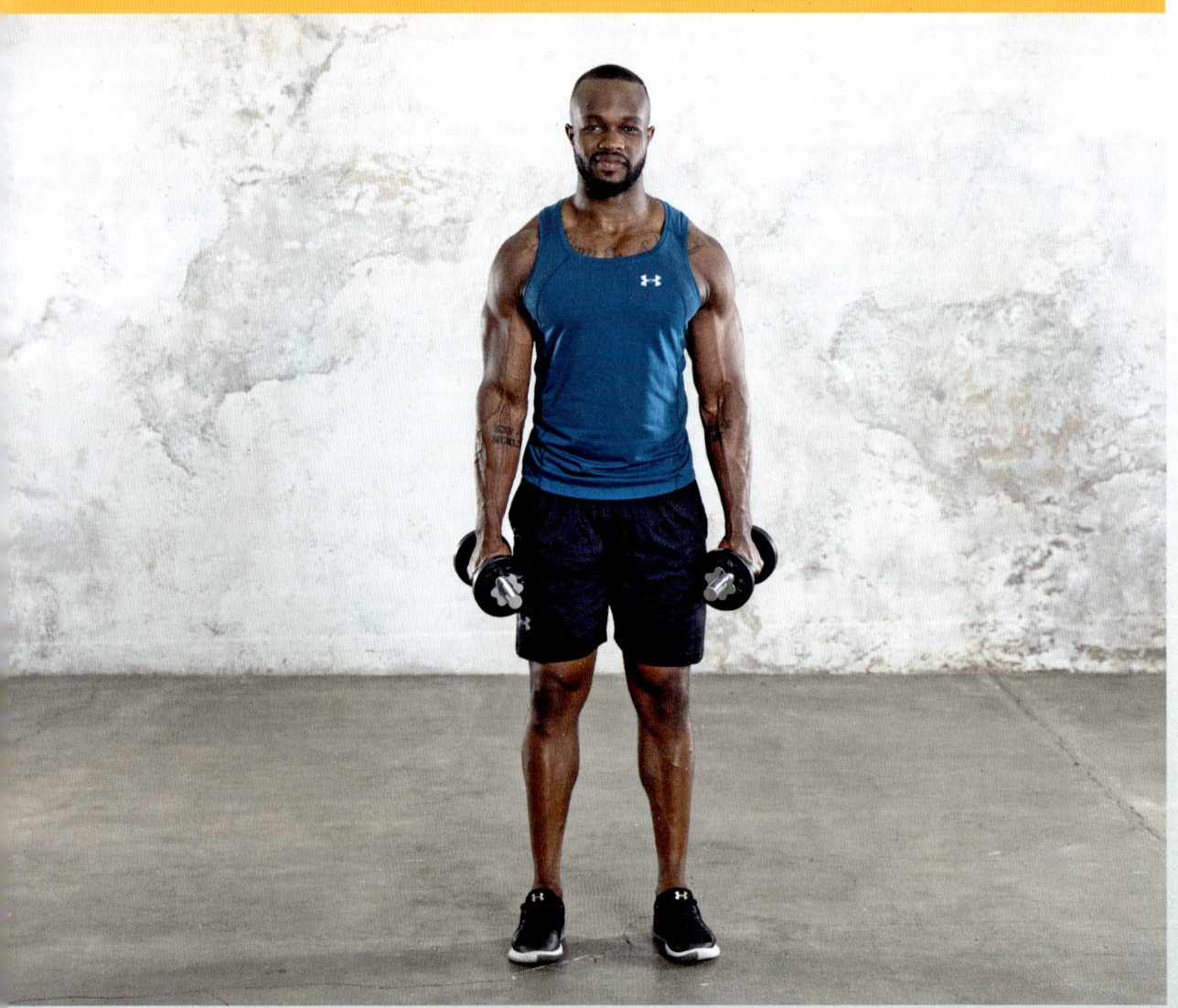

Führt nun beide Arme ausgestreckt seitlich nach oben, bis die Arme mit den Schultern eine Linie bilden. Kurz halten und langsam wieder absenken.

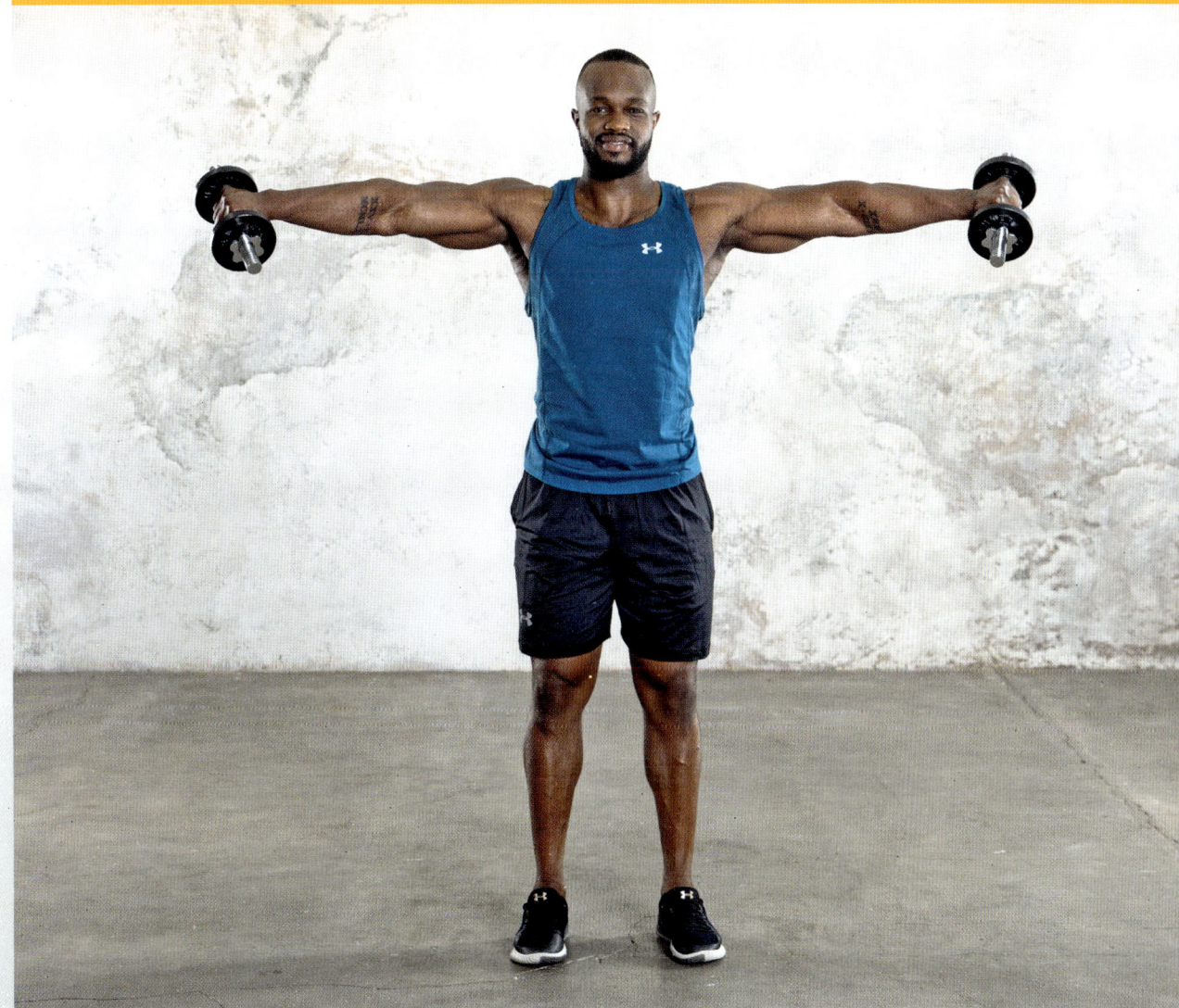

EFFEKT: Trainiert die Schultermuskulatur und den Kapuzenmuskel.

12 KETTLEBELL SWINGS

Nehmt eine Kettlebell in beide Hände, die Füße stehen über schulterbreit auseinander.

Geht etwas in die Hocke und führt dabei die Kettlebell auf Kniehöhe hinter die Beine, der Oberkörper ist leicht nach vorne geneigt.

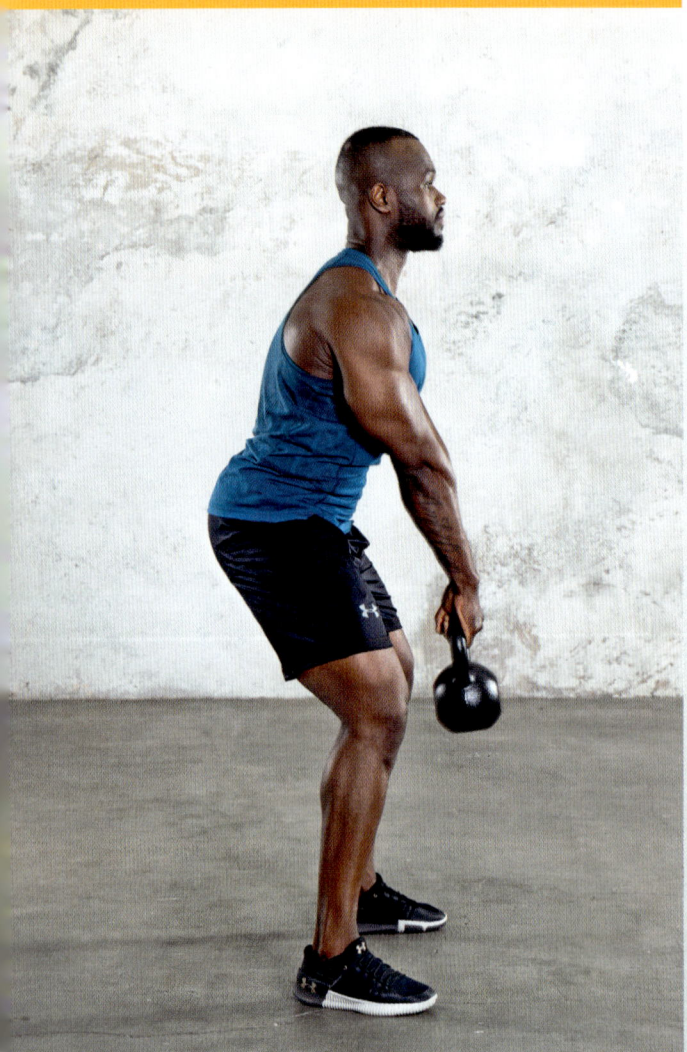

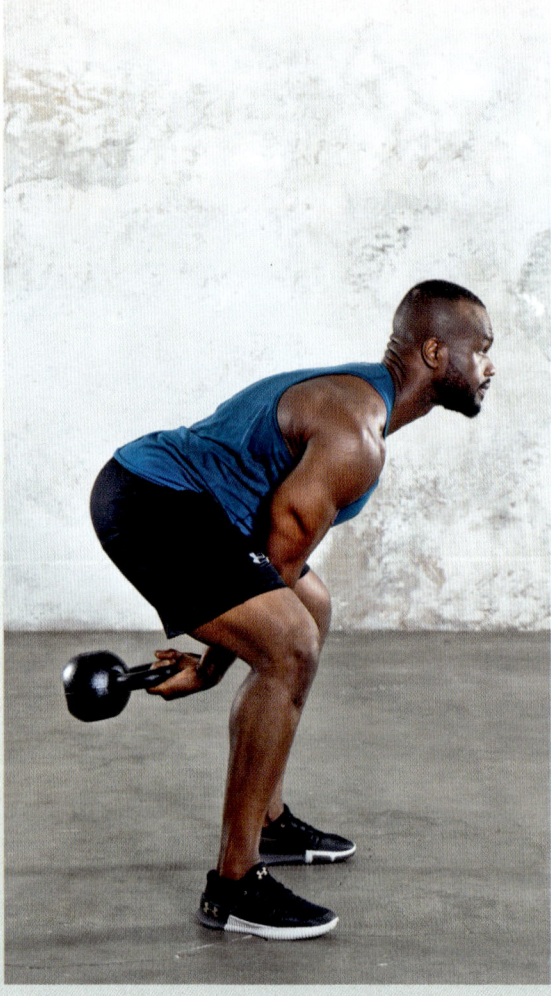

Führt die Kettlebell mit Schwung nach vorne oben, bis etwa auf Kopfhöhe. Spannt dabei Bauch und Rücken an, das stabilisiert den Core-Bereich. Lasst die Kettlebell kontrolliert wieder zurück in die Ausgangsposition schwingen.

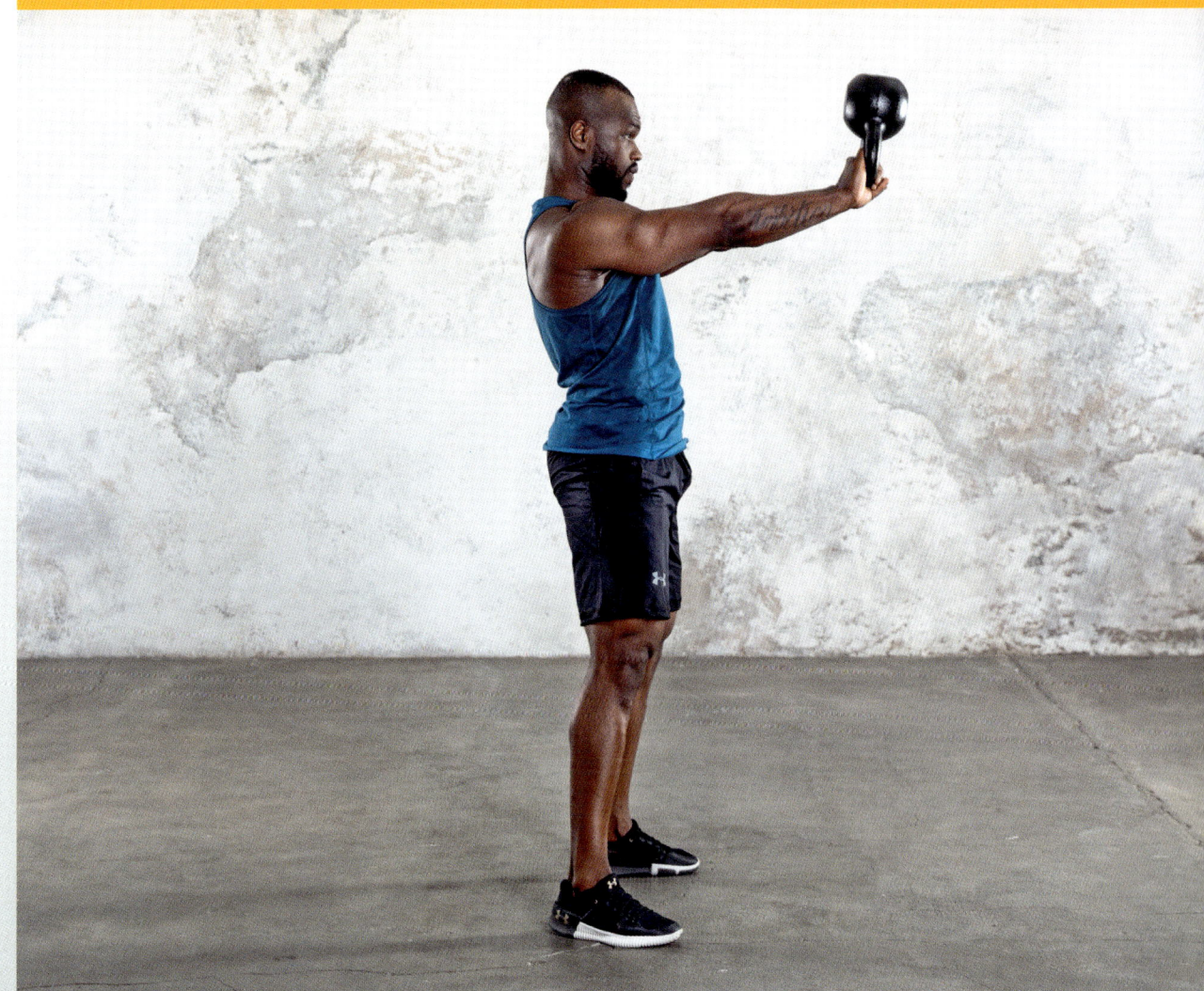

EFFEKT: Trainiert den gesamten Körper, insbesondere Rücken, Beine, Po und Core.

13 HAMMER CURLS

Setzt euch aufrecht auf eine verstellbare Hantelbank. Nehmt zwei Kurzhanteln und haltet sie im Hammergriff mit ausgestreckten Armen neben dem Körper.

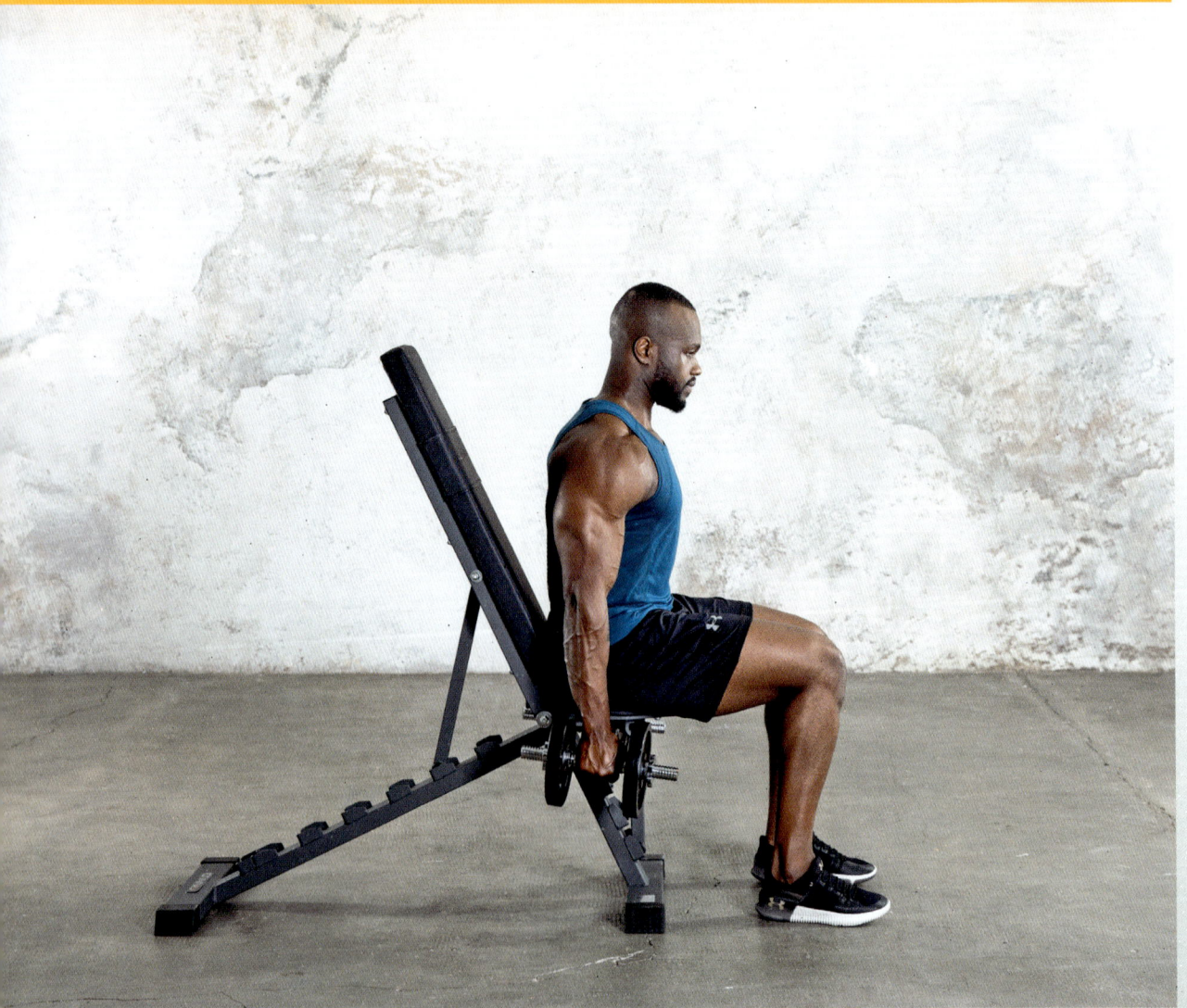

Beugt nun die Arme, bis die Hanteln etwa auf Bauchhöhe sind, Ober- und Unterarm bilden dabei jeweils einen rechten Winkel. Kurz halten, dann langsam zurück in die Ausgangsposition.

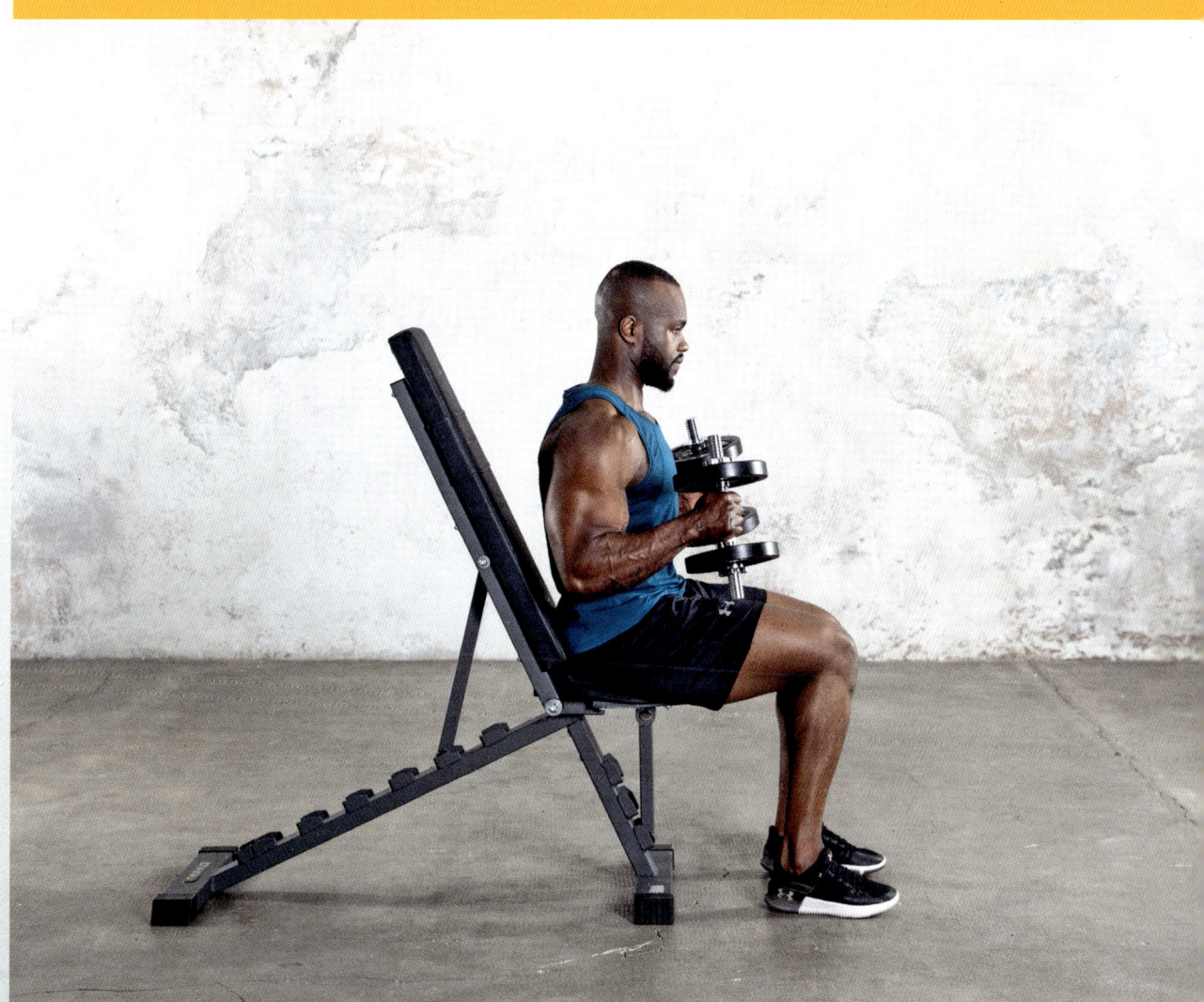

EFFEKT: Trainiert den Bizeps, den Armbeuger und den Oberarmspeichenmuskel.

14 SPIDER CURLS

Setzt euch aufrecht auf eine verstellbare Hantelbank, der lange Teil dient euch als Rückenlehne. Nehmt zwei Kurzhanteln und haltet sie schräg seitlich am Körper, die Arme sind dabei leicht gebeugt.

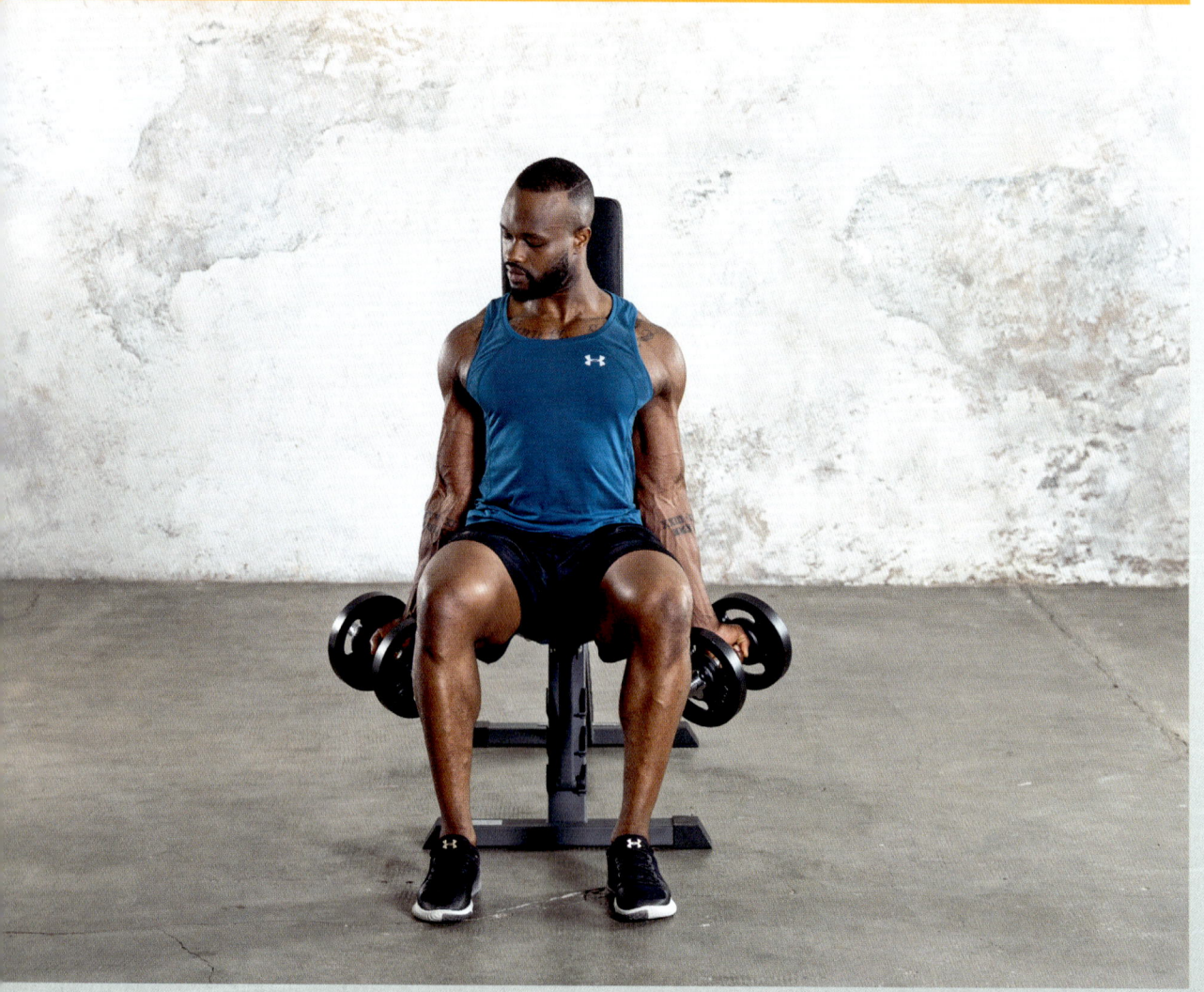

Beugt nun die Arme, bis die Hanteln etwa auf Brusthöhe sind. Kurz halten, dann wieder langsam zurück in die Ausgangsposition.

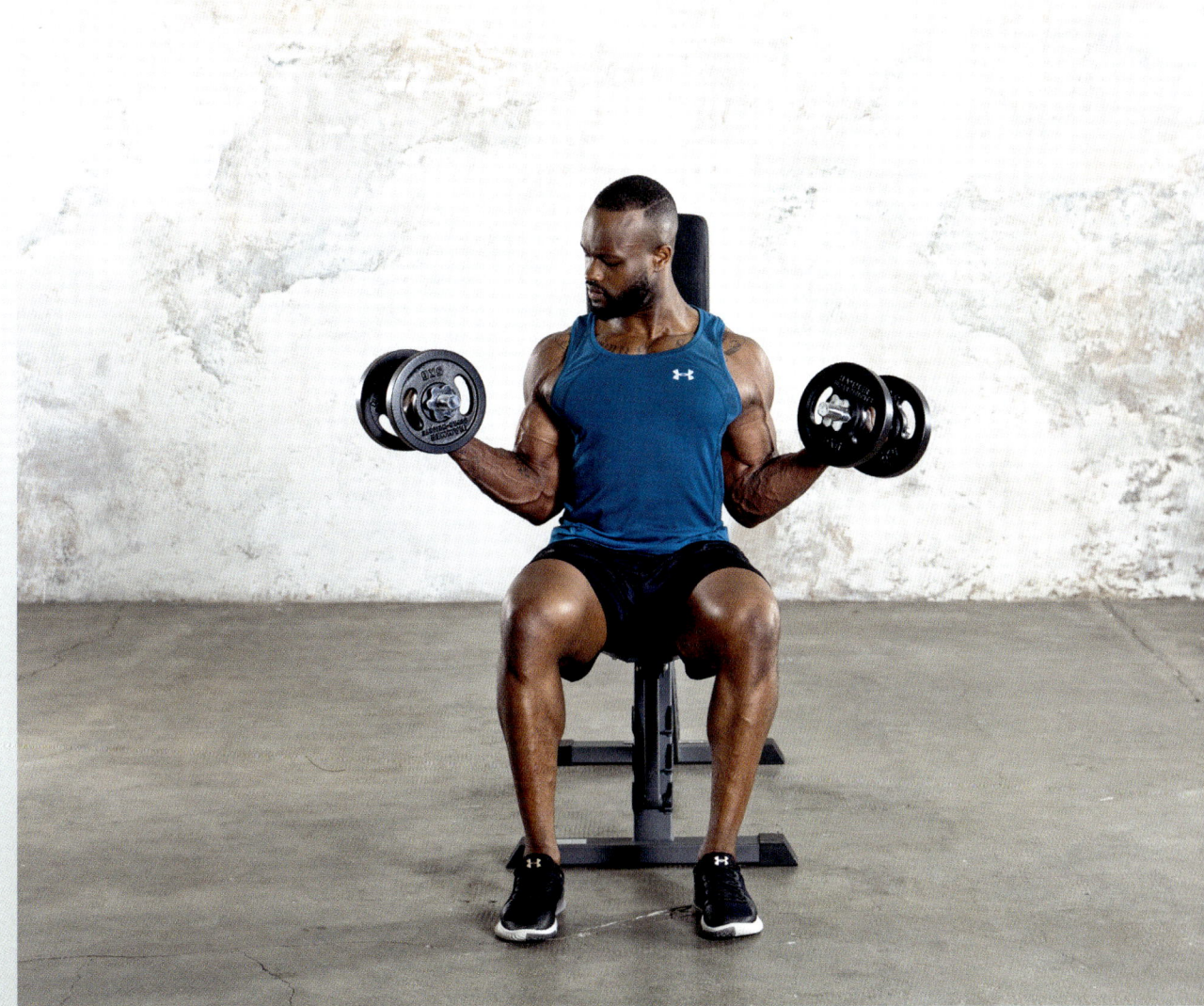

EFFEKT: Trainiert den Bizeps, den Armbeuger und den Oberarmspeichenmuskel.

15 TRIZEPS KICKBACKS

Kniet euch mit dem linken Bein auf eine verstellbare Hantelbank, der rechte Fuß steht seitlich auf dem Boden. Nehmt eine Kurzhantel in die rechte Hand, der rechte Arm ist gebeugt, die Fingerspitzen zeigen nach oben.

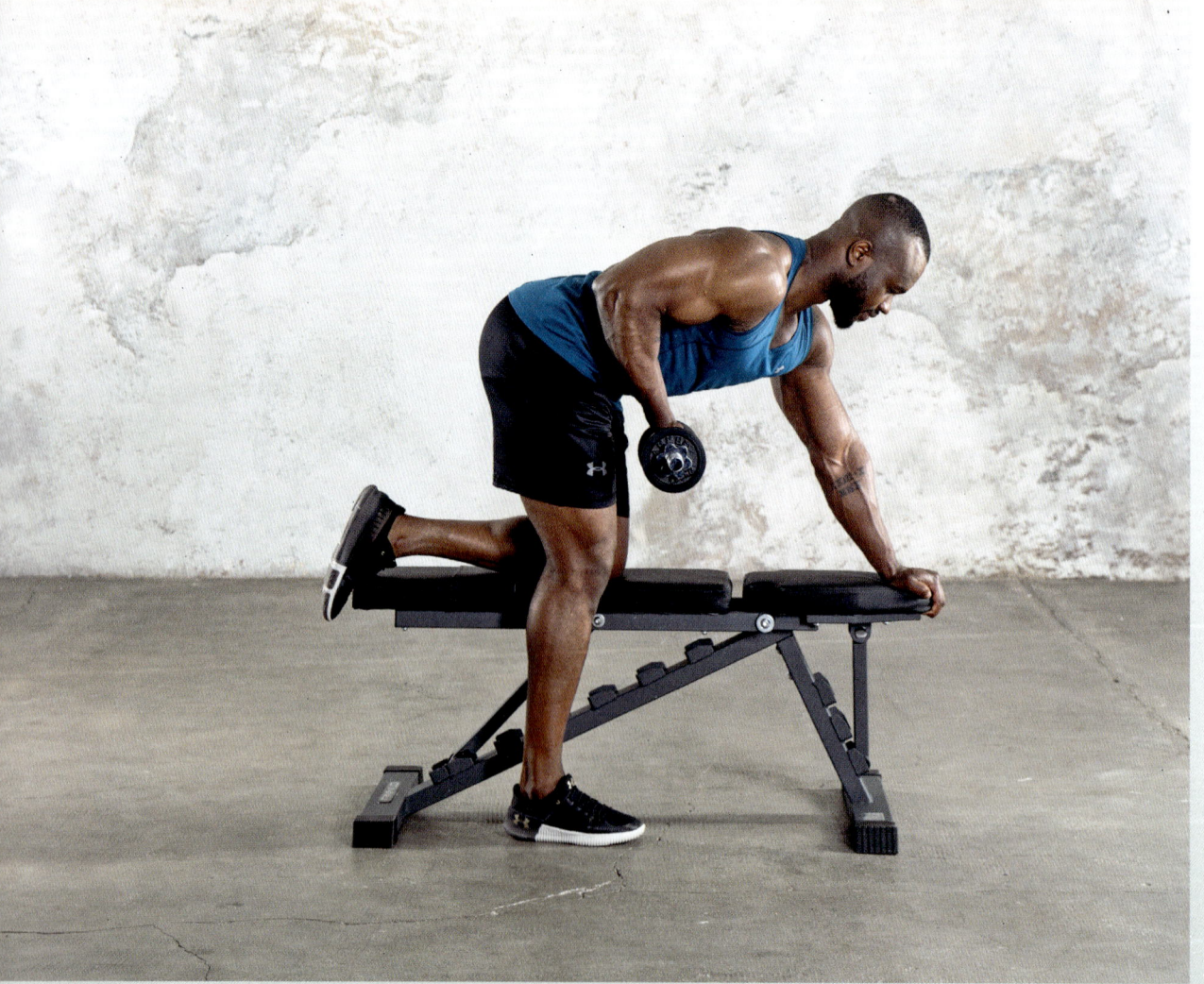

Führt nun die Hantel langsam nach hinten, streckt dabei den Arm aus, bis Ober- und Unterarm eine waagerechte Linie bilden. Langsam zurück in die Ausgangsposition. Seitenwechsel.

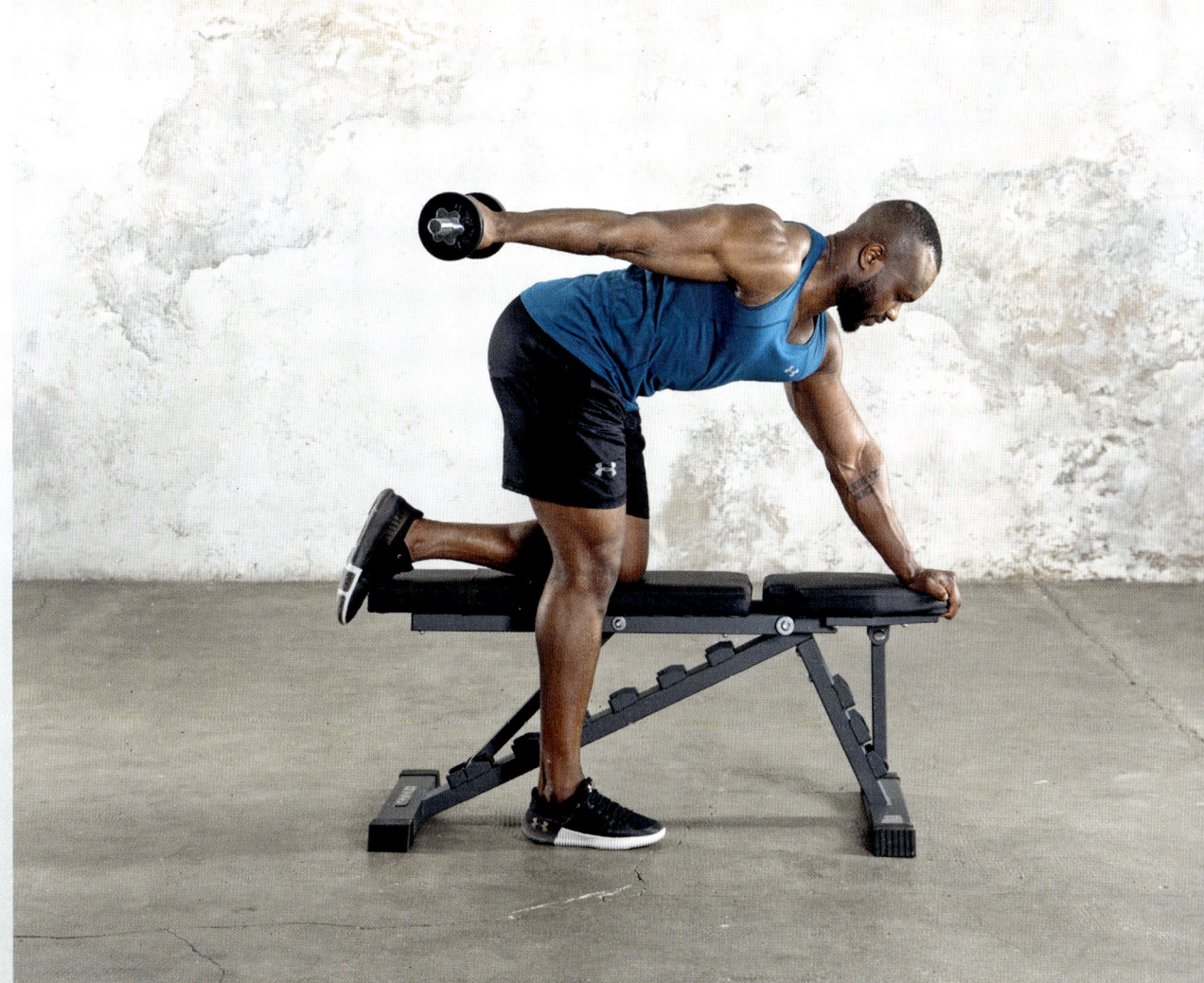

EFFEKT: Trainiert den Trizeps und den Knorrenmuskel.

16 OVERHEAD KICKBACKS

Setzt euch aufrecht auf eine verstellbare Hantelbank, der lange Teil dient euch als Rückenlehne. Nehmt eine Kurzhantel in die rechte Hand und führt sie hinter euren Kopf, der Arm ist dabei gebeugt.

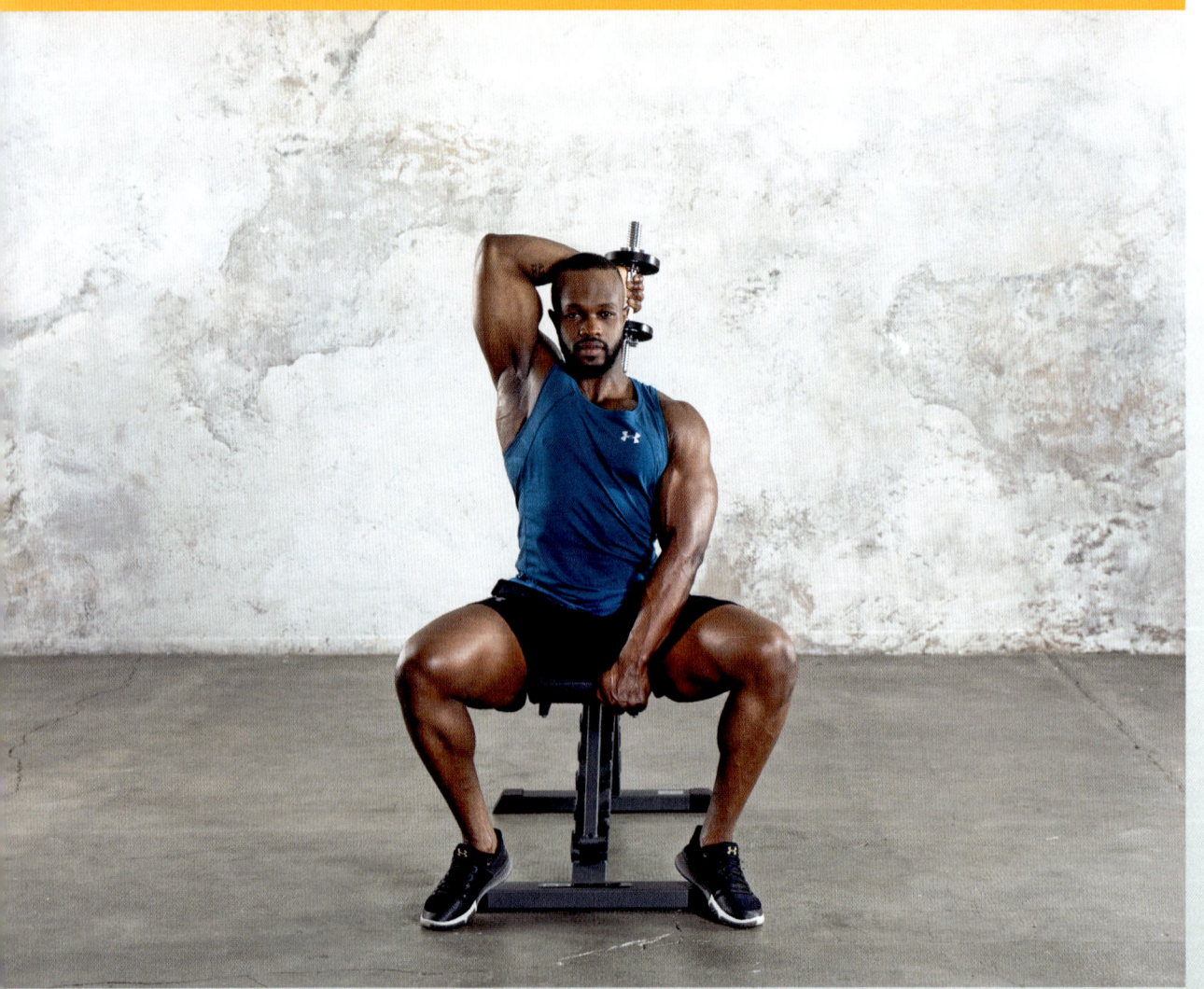

Streckt nun den Arm senkrecht nach oben, den Rücken dabei gerade lassen. Langsam wieder absenken, die Übung mit dem anderen Arm wiederholen.

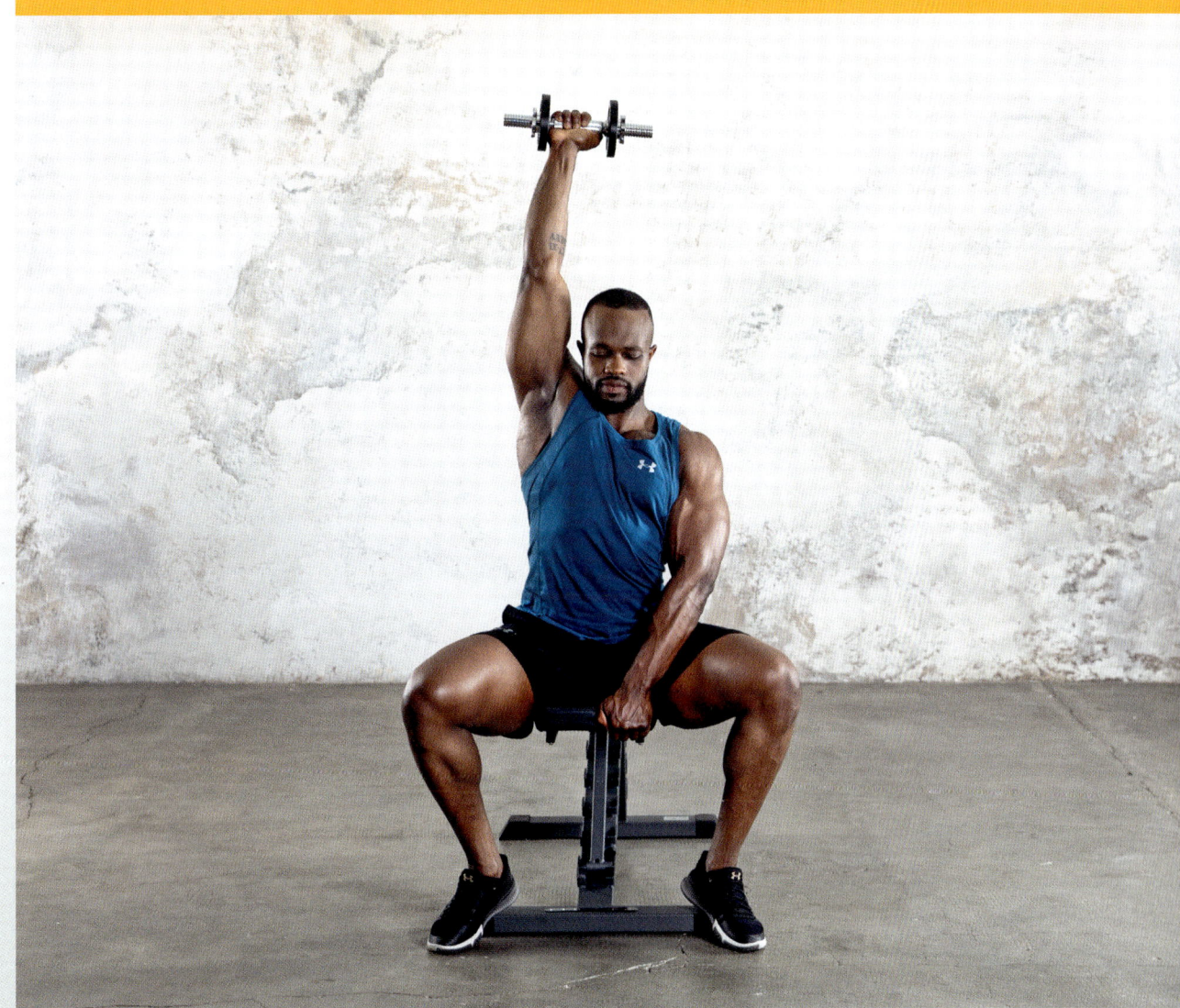

EFFEKT: Trainiert den Trizeps und den Knorrenmuskel.

17 BAUCHROLLER

Kniet euch auf den Boden oder auf eine Fitnessmatte, die Arme stützen sich etwa schulterbreit auf eine Langhantel. Das Gewicht auf die Arme verlagern, der Rücken ist gerade.

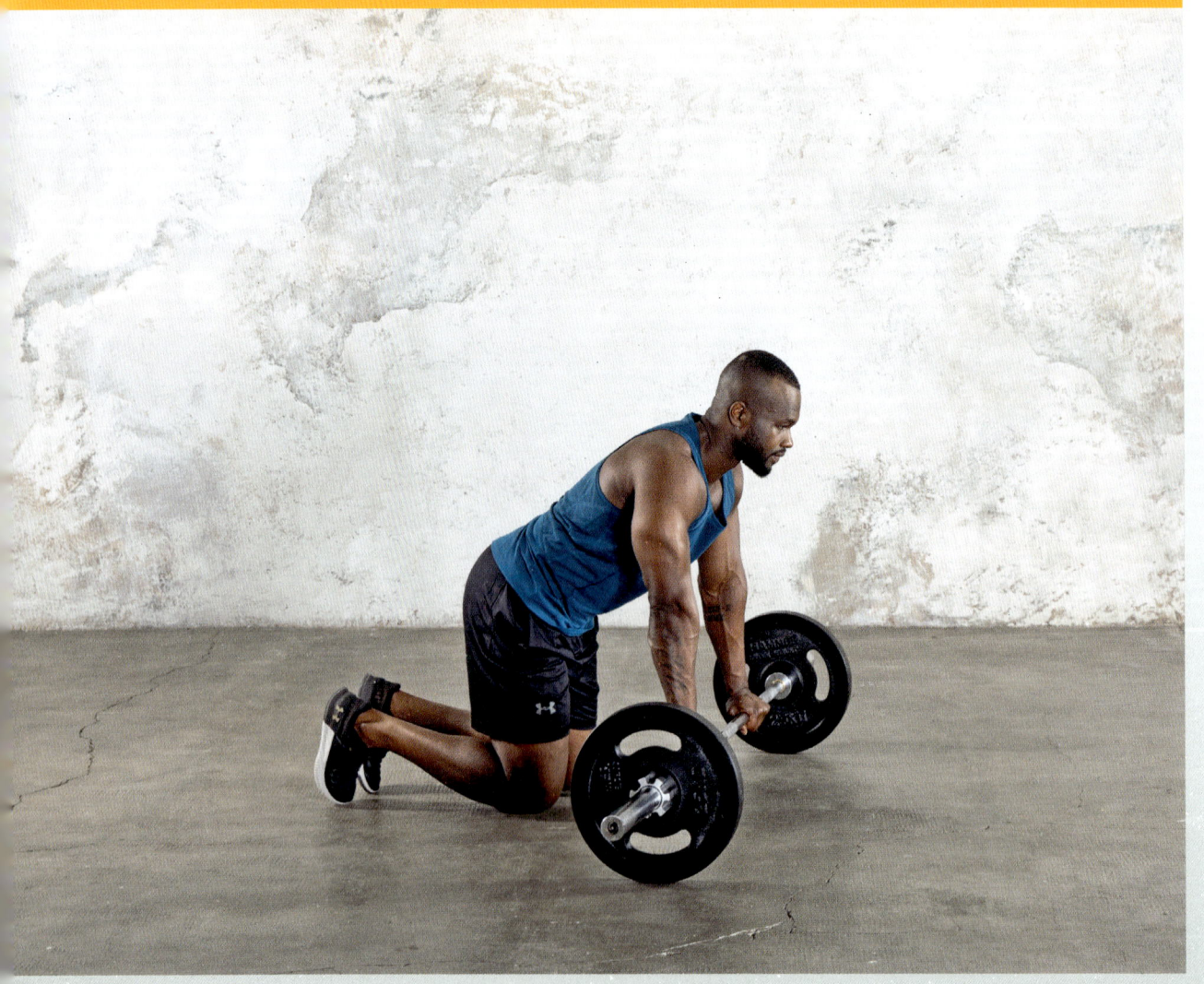

Nun rollt ihr mithilfe der Langhantel langsam nach vorne, der Oberkörper bleibt gerade. Spannt dabei Bauch und Rücken an und fallt nicht ins Hohlkreuz! Langsam wieder zurück in die Ausgangsposition.

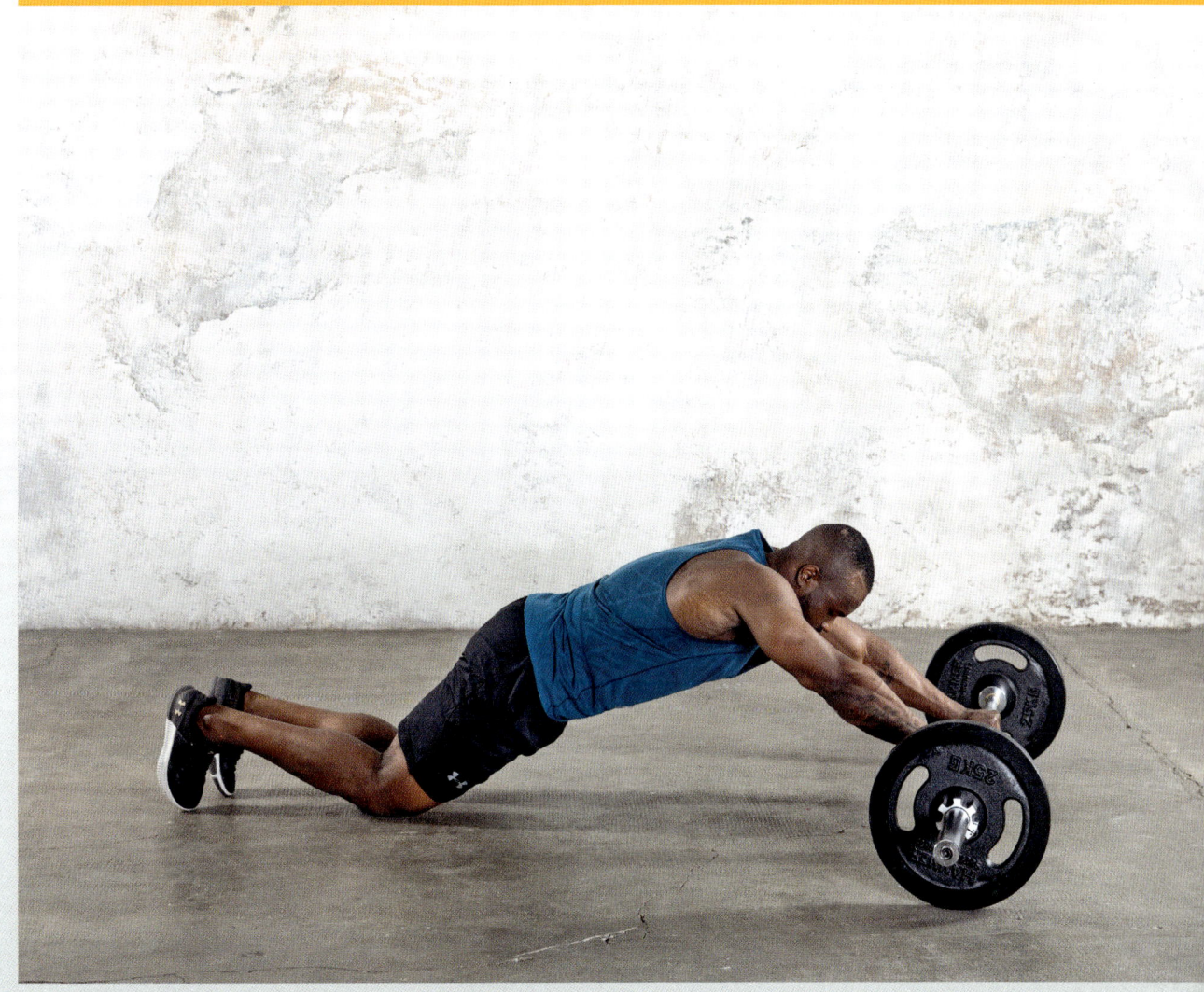

EFFEKT: Trainiert die gesamte Core-Muskulatur.

18 CRUNCHES

Legt euch auf den Rücken, die Füße sind aufgestellt. Nehmt die Hände seitlich neben die Ohren und hebt Kopf und Nacken vom Boden ab.

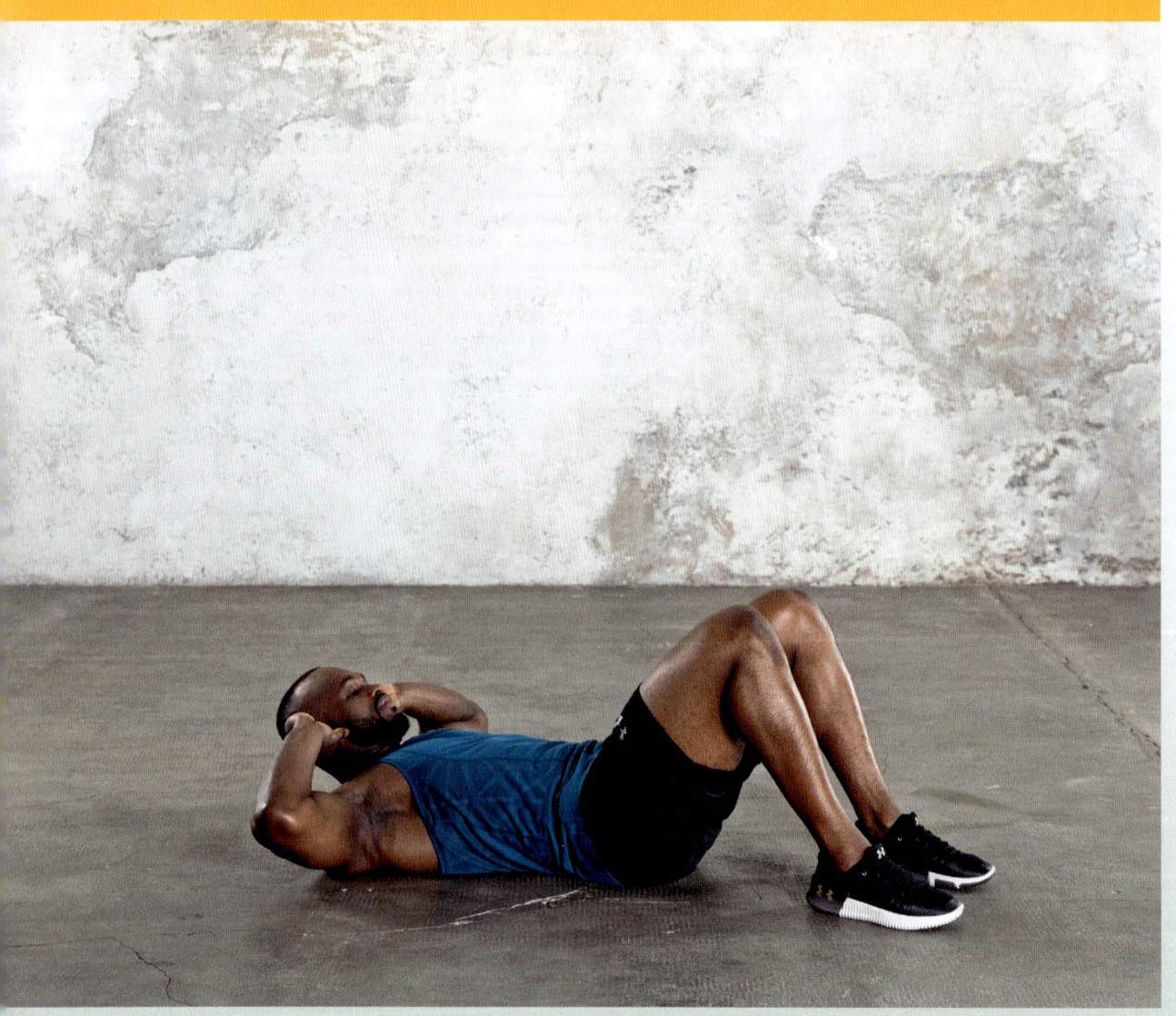

Hebt nun auch die Schultern vom Boden ab und rollt euch langsam auf, die Hände bleiben an den Ohren, die Füße auf dem Boden. Kurz halten und langsam absenken, den Kopf nicht ablegen.

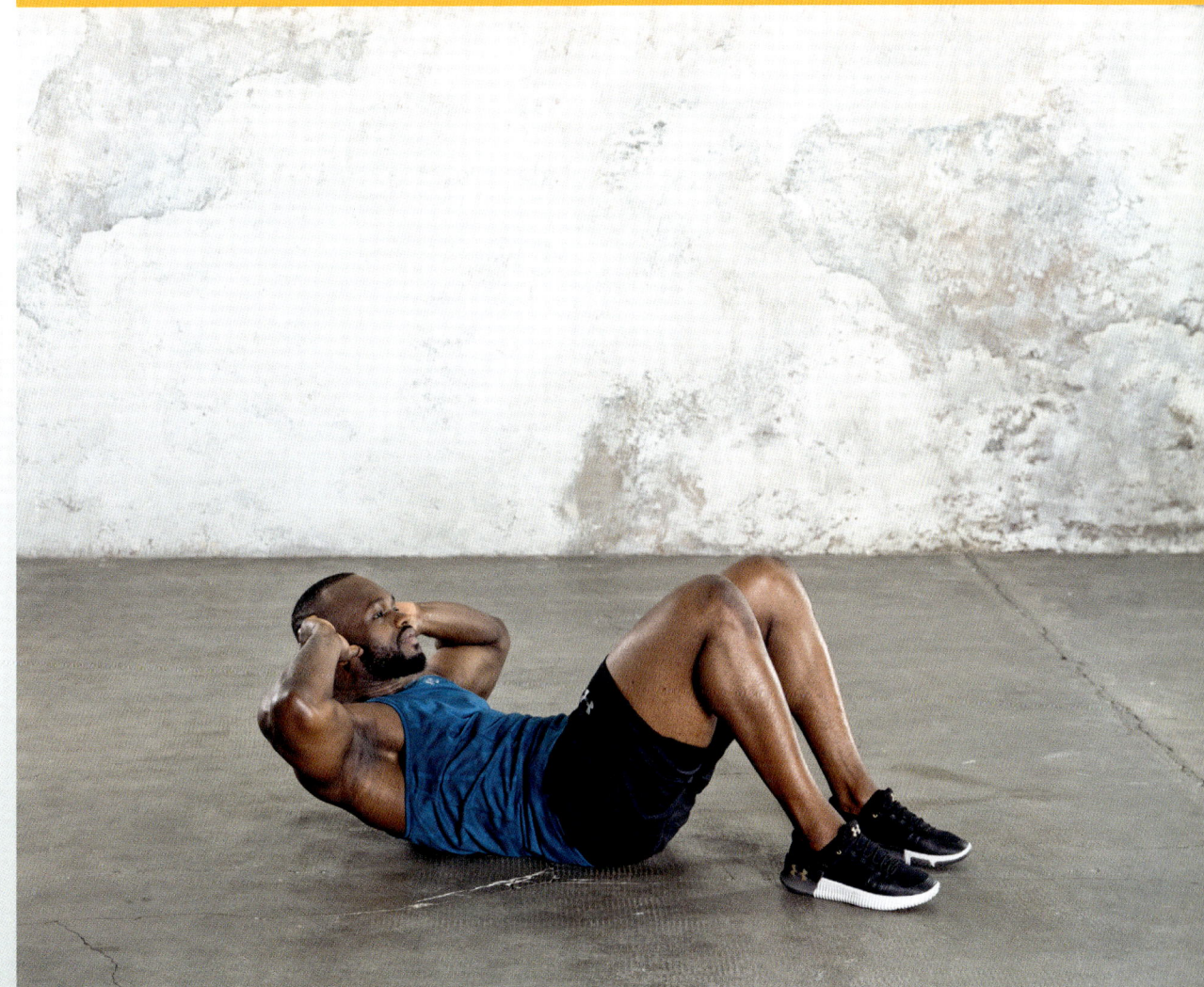

EFFEKT: Trainiert die Bauchmuskeln, besonders den oberen Anteil.

19 REVERSE CRUNCHES

Legt euch auf den Rücken, die Füße sind in der Luft, Ober- und Unterschenkel bilden einen rechten Winkel. Kopf und Nacken vom Boden abheben. Die Arme liegen ausgestreckt neben dem Körper.

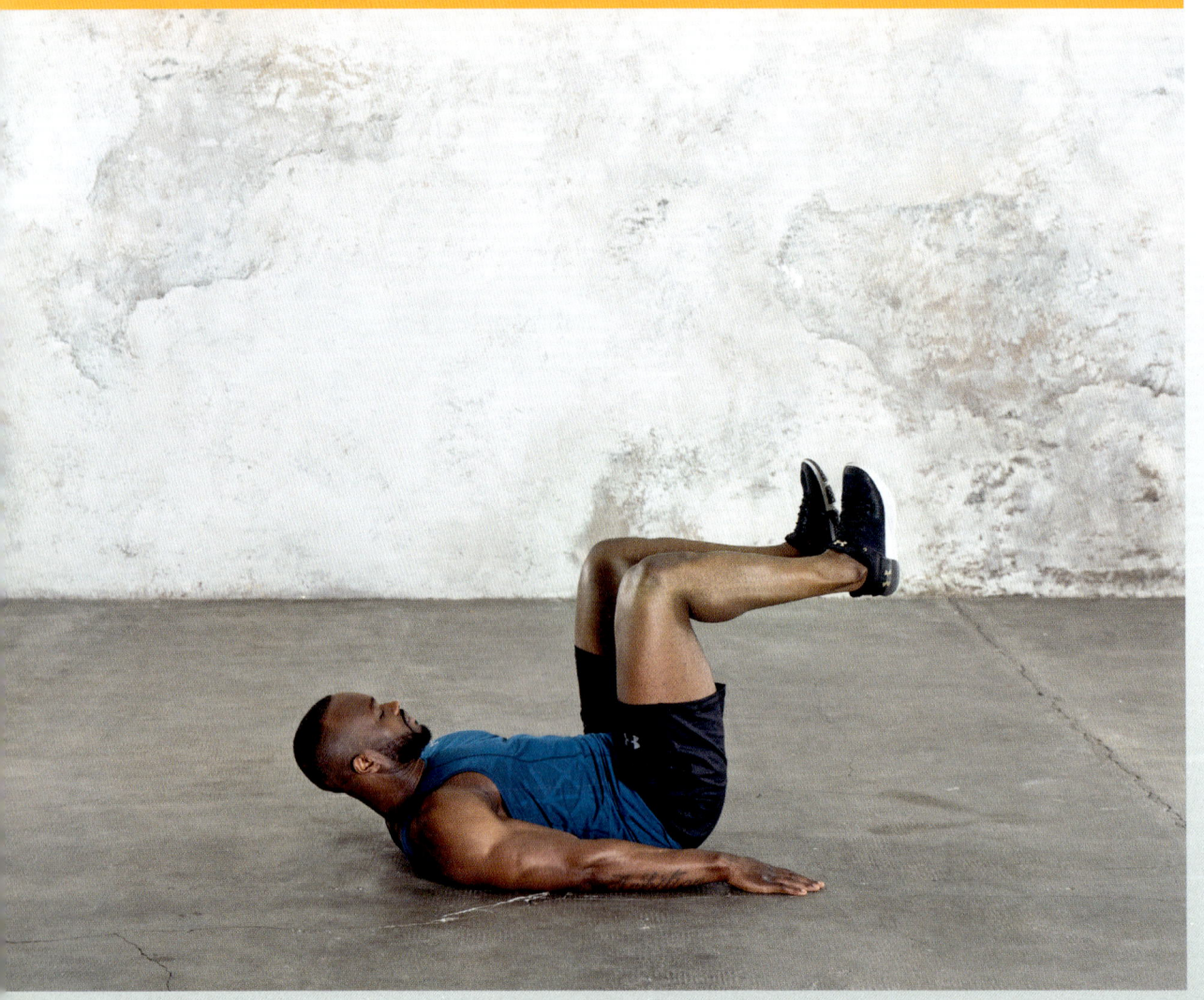

Nun hebt ihr ohne Schwung den Po vom Boden ab. Die Beine strecken sich dabei etwas nach oben. Kurz halten und langsam zurück in die Ausgangsposition.

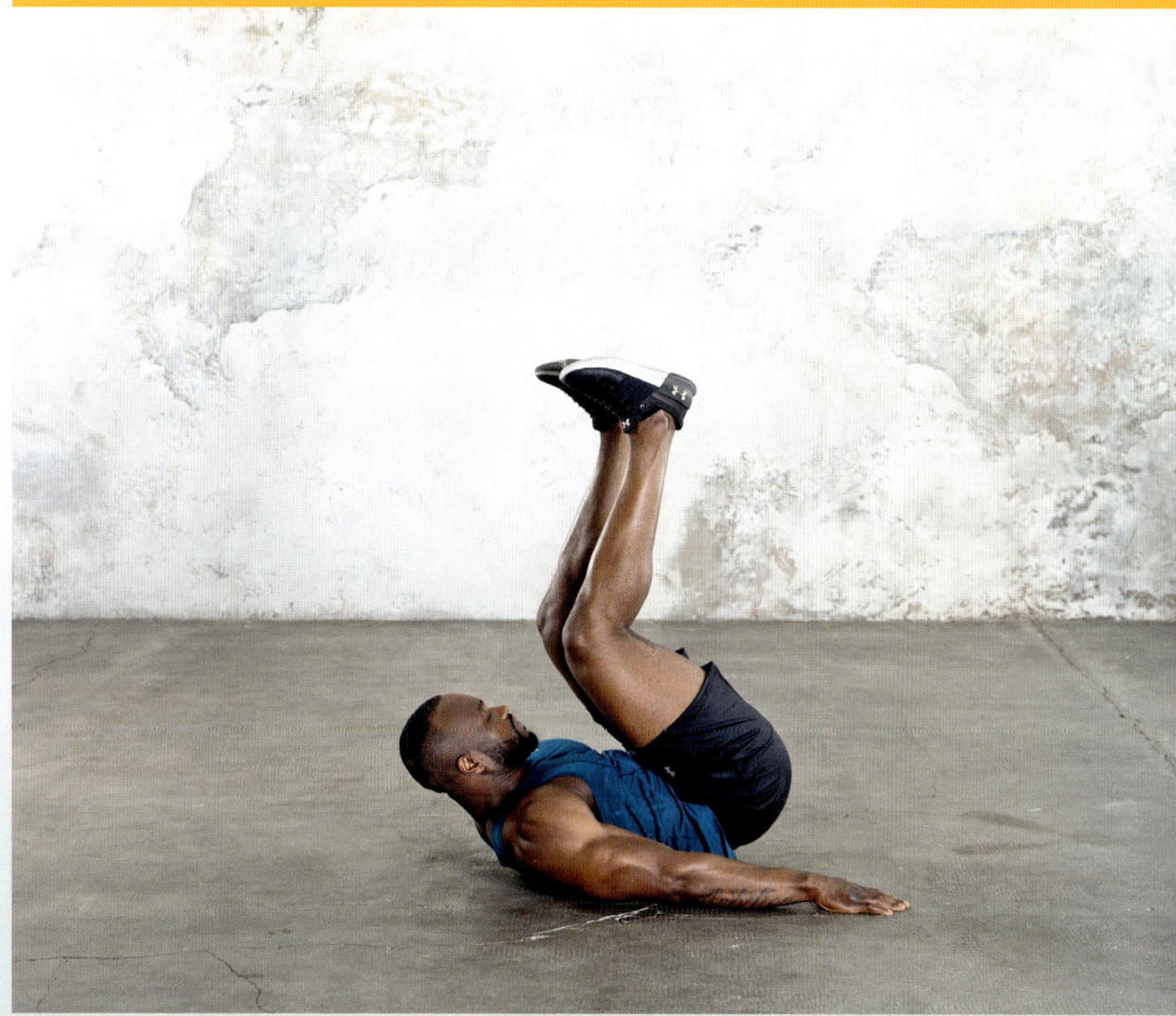

EFFEKT: Trainiert die Bauchmuskeln, besonders den unteren Anteil.

20 MOUNTAIN CLIMBERS (TRX)

Führt eure Füße in die Schlaufen des TRX-Trainers und stützt euch mit unter den Schultern aufgestellten, ausgestreckten Armen am Boden ab. Der Körper bildet eine gerade Linie, Bauch und Rückenmuskeln sind angespannt. Zieht das linke Knie langsam bis etwa auf Hüfthöhe, dabei den Körper möglichst ruhig und gerade halten.

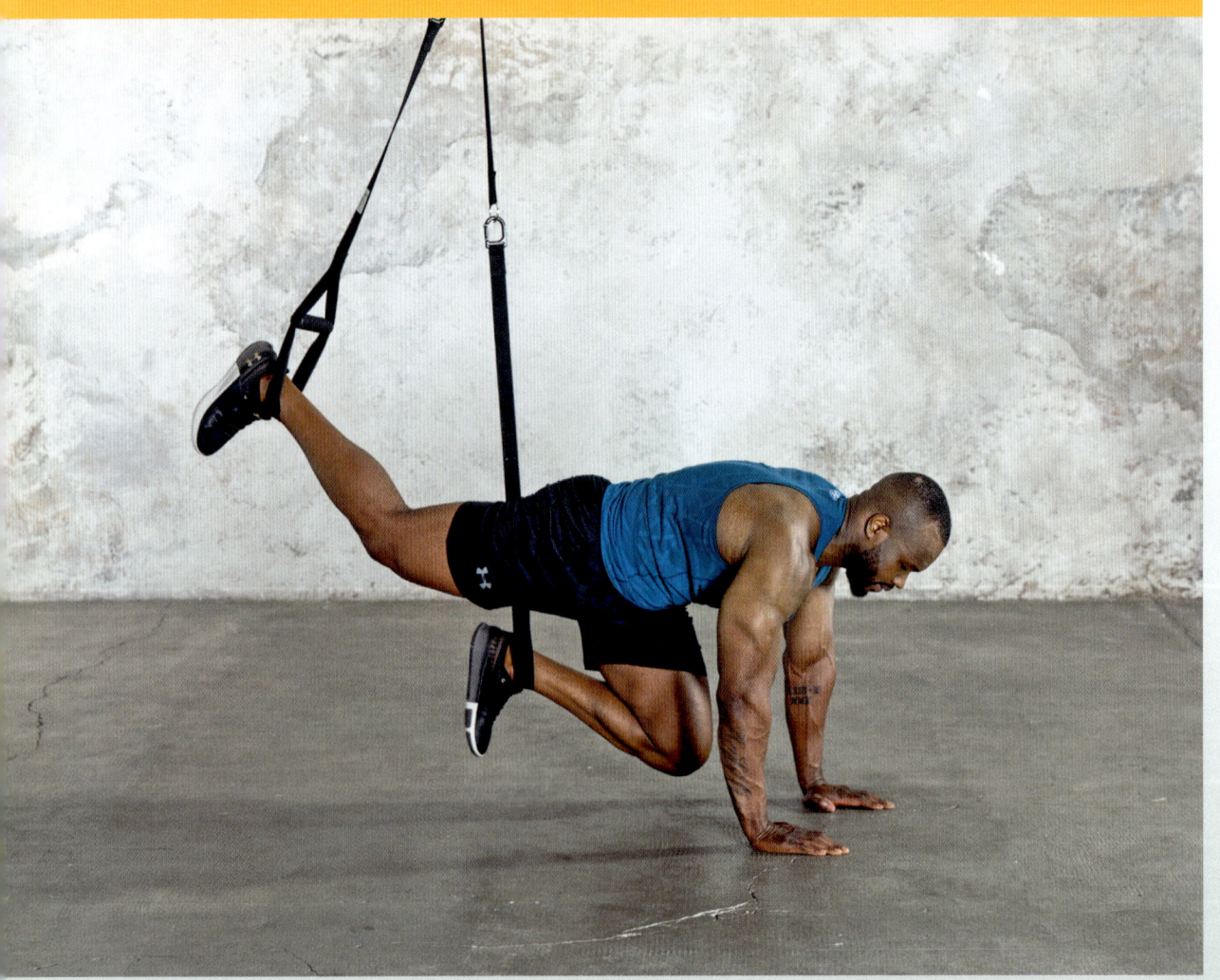

Nun macht ihr die gleiche Bewegung mit dem rechten Bein, dann flüssig im Wechsel wiederholen.

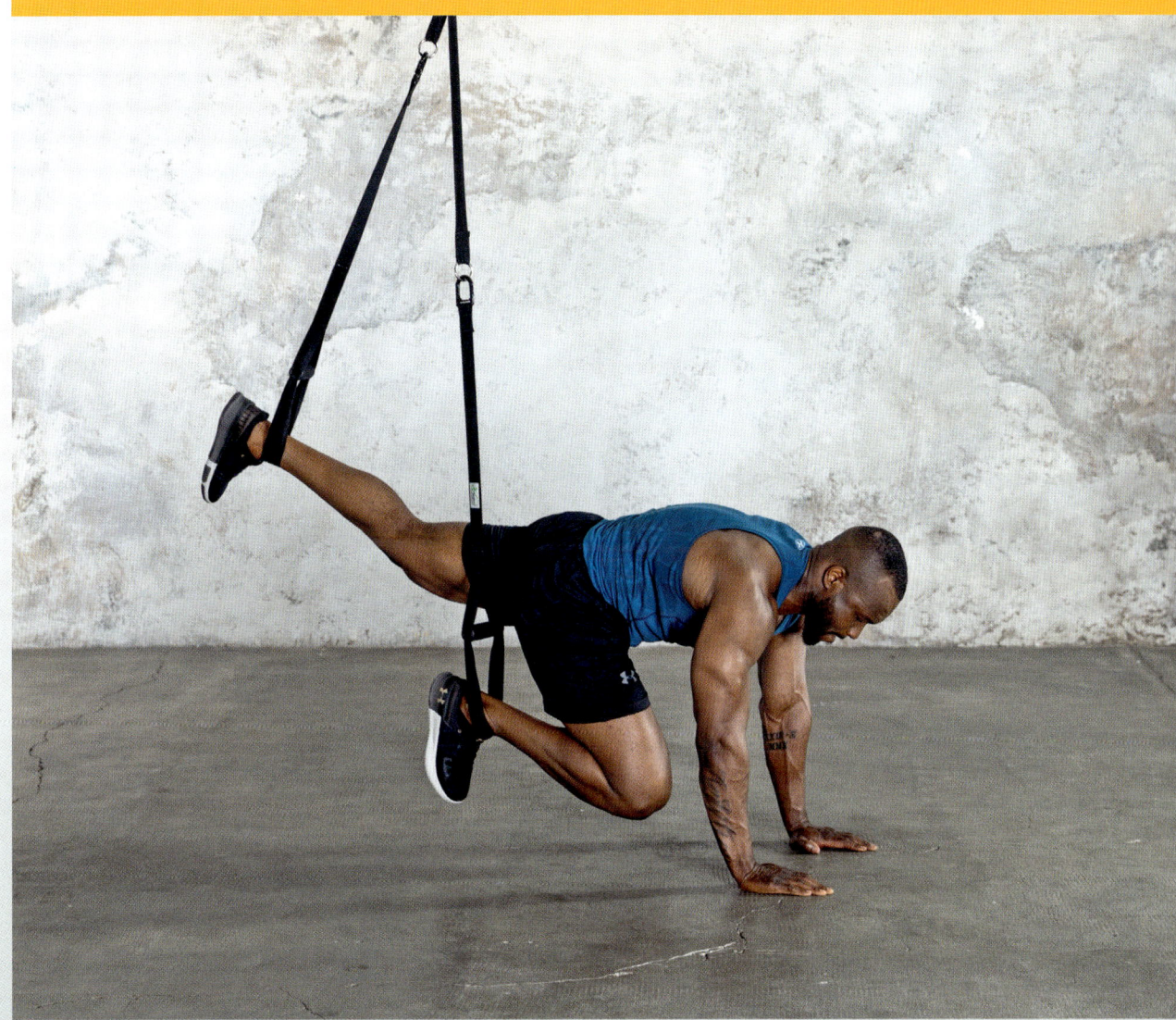

EFFEKT: Trainiert den gesamten Körper, insbesondere die Core-Muskulatur.

COOL-DOWN – DIE BASICS

Genauso wichtig wie ein ordentliches Warm-up ist ein Cool-down. So signalisiert ihr dem Körper, dass er langsam zur Ruhe kommen kann. Wenn man nach einem anstrengenden Workout einfach aufhört, ist das, wie wenn man einem Fahrradfahrer einen Stock in die Speichen steckt – also nicht gerade angenehm, würde ich sagen. Spaß beiseite, mit ein paar Minuten Cool-down leitet ihr schon den allerwichtigsten Teil eures Trainings ein: die Regeneration!

Es gibt ganz verschiedene Methoden für diesen Teil des Workouts: Man kann ein paar Runden langsam und locker laufen oder zum Beispiel radeln. Ich habe seit einiger Zeit die Faszienrolle für mich entdeckt und bin total begeistert. Jedenfalls, wenn ich die Session überstanden habe! Warum überstanden? Na ja, die Faszienrolle dient dazu, die beanspruchten Muskeln zu lockern, eventuelle Verhärtungen oder Verklebungen der Muskeln und Faszien (so nennt man das die Muskeln umgebende Bindegewebe) zu lösen. Und das kann ganz schön schmerzhaft sein!

Daher solltet ihr immer vorsichtig und langsam rollen und nur so viel Gewicht auf den zu bearbeitenden Muskel geben, dass ihr es noch aushalten könnt. Danach fühlt man sich aber wie neugeboren, die Muskeln sind geschmeidig und gut durchblutet, ich habe deutlich seltener Muskelkater und Verspannungen, seit ich die Faszienrolle regelmäßig nutze.

Ich habe euch drei Übungen herausgesucht, die mir persönlich am besten gefallen und am meisten bringen – probiert sie einfach mal aus!

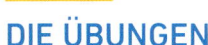

DIE ÜBUNGEN

1 OBERSCHENKELVORDERSEITE

Geht in die Liegestützposition, die Hüfte ist aber nach vorne gekippt, der rechte Oberschenkel liegt auf der Rolle.

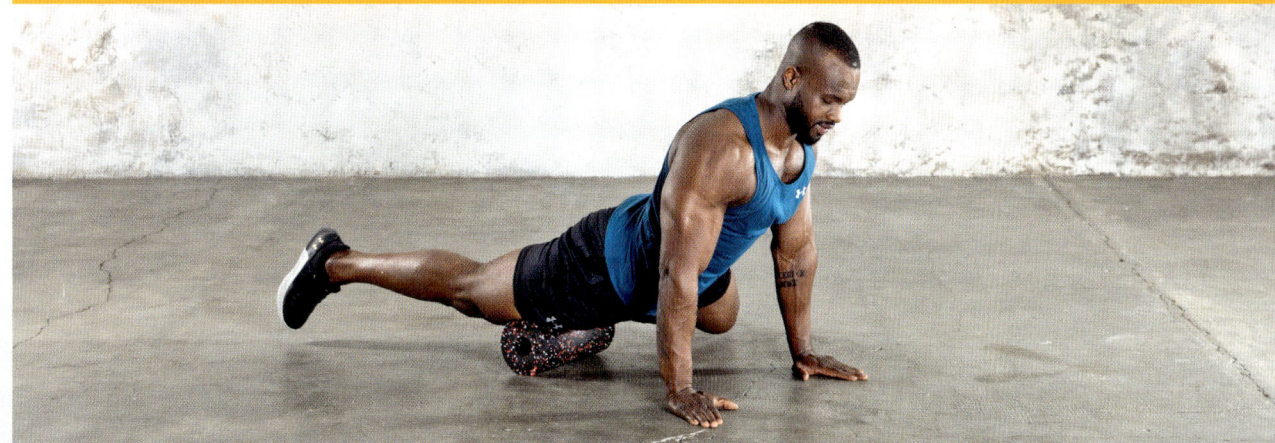

Nun rollt ihr langsam vom Oberschenkel in Richtung Knie. An den Stellen, an denen ihr Verhärtungen spürt, ein paar Sekunden bleiben und dann vorsichtig weiterrollen. Mit dem anderen Bein wiederholen.

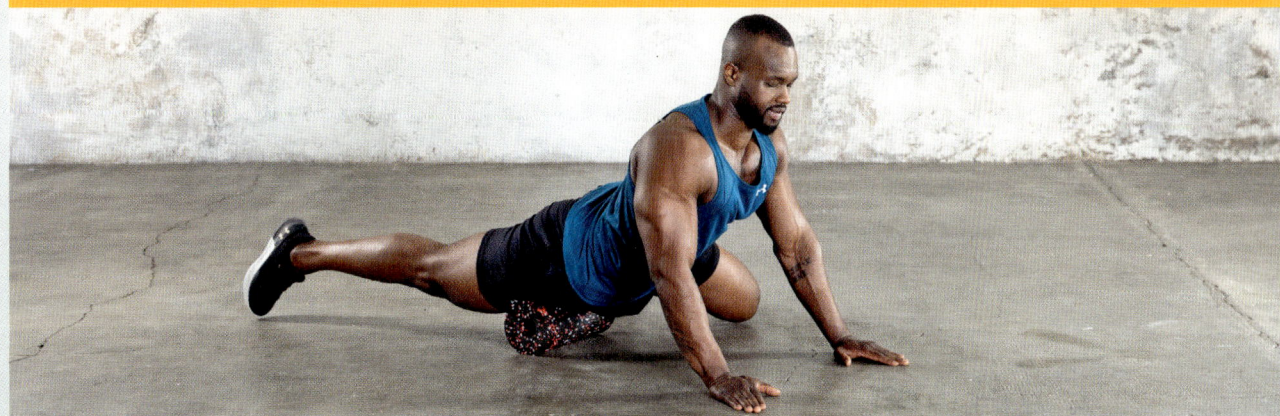

EFFEKT: Lockert die vordere Oberschenkelmuskulatur.

2 OBERER RÜCKEN

Legt euch auf den Rücken, die Arme sind hinter dem Kopf ausgestreckt, die Füße sind aufgestellt. Die Rolle liegt auf Höhe der Schulterblätter.

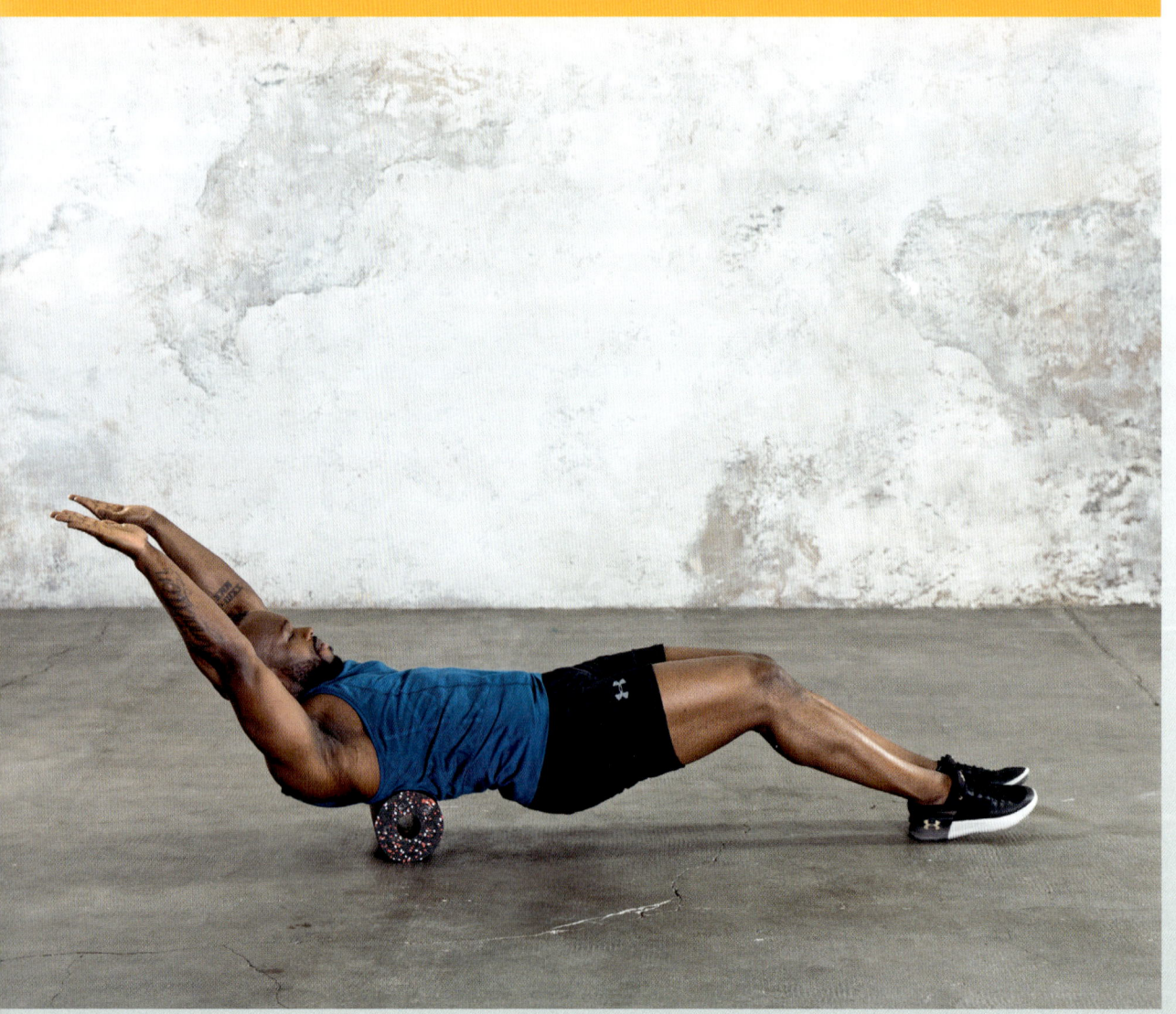

Rollt nun langsam vor und zurück und richtet dabei den Oberkörper auf, die Arme werden dabei etwas über Kopfhöhe angehoben. Langsam zurück in die Ausgangsposition.

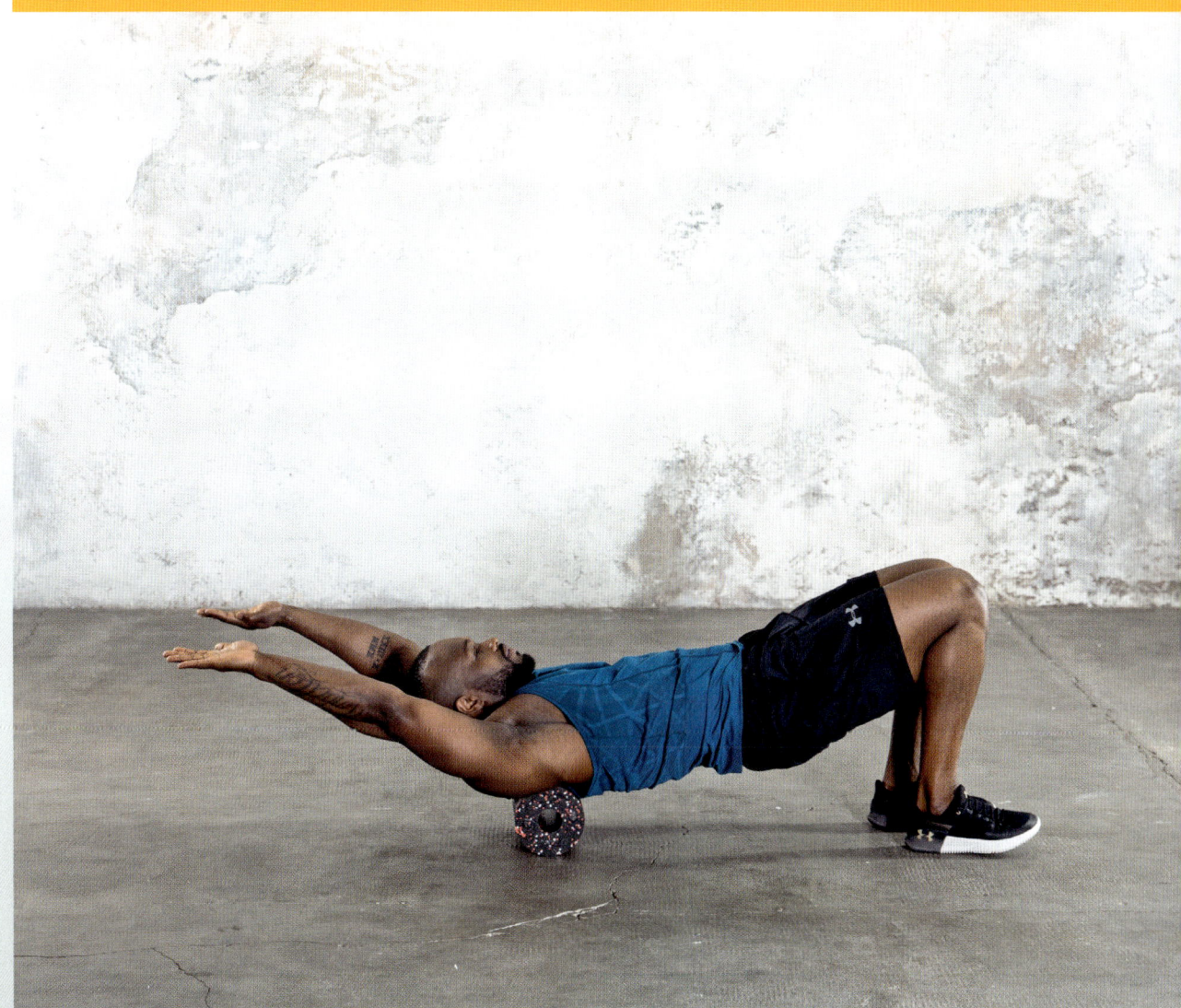

EFFEKT: Lockert und mobilisiert den oberen Rücken.

3 ILIOTIBIALBAND (IT-BAND) UND HÜFTE

Geht in den Seitstütz rechts, die Faszienrolle ist an der Oberschenkelaußenseite etwas über dem Knie platziert. Das linke Bein stellt ihr über dem ausgestreckten rechten Bein auf Kniehöhe auf.

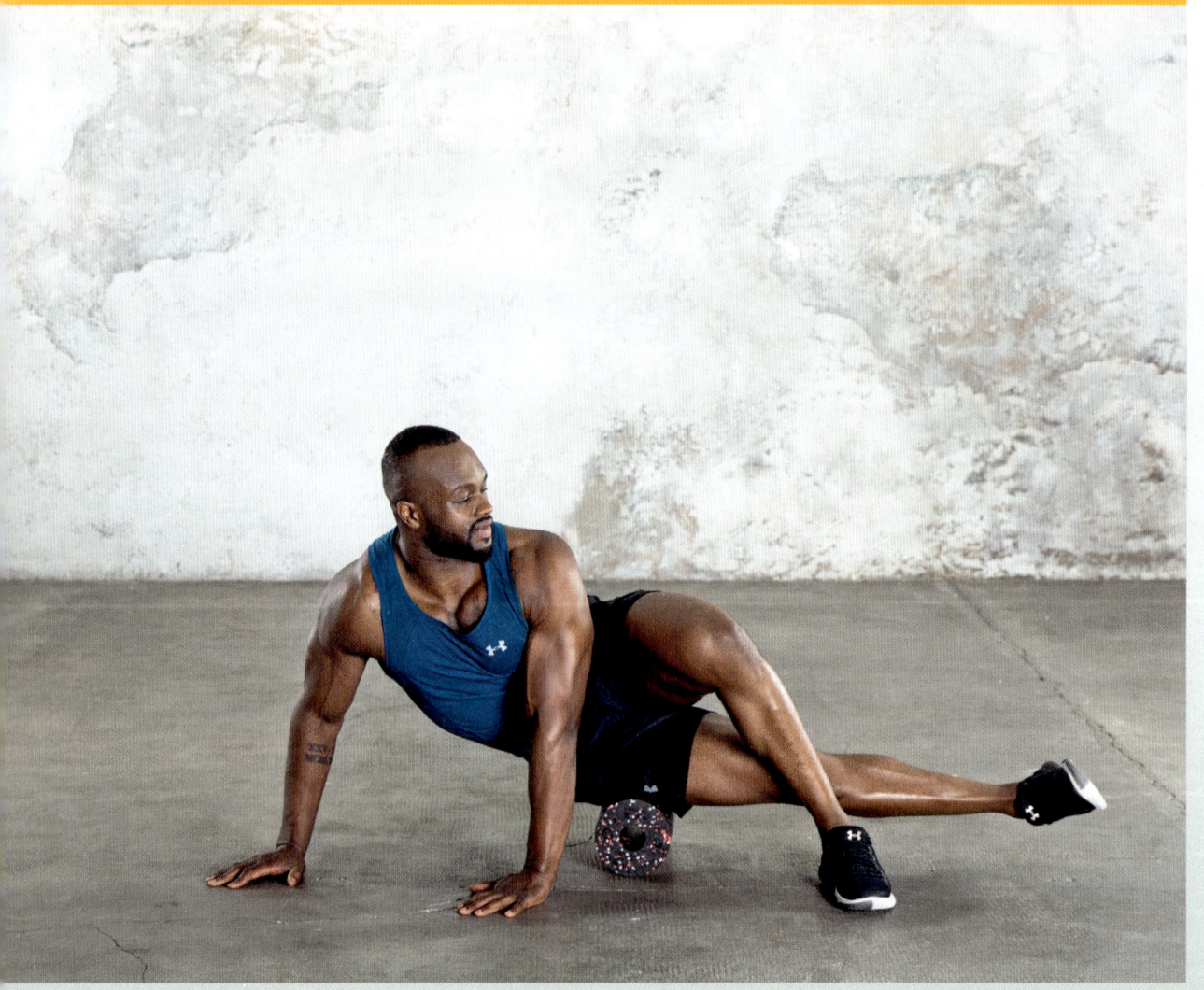

Rollt langsam in Richtung Hüfte. An den Stellen, an denen ihr Verhärtungen spürt, ein paar Sekunden bleiben und dann vorsichtig weiterrollen. Mit dem anderen Bein wiederholen.

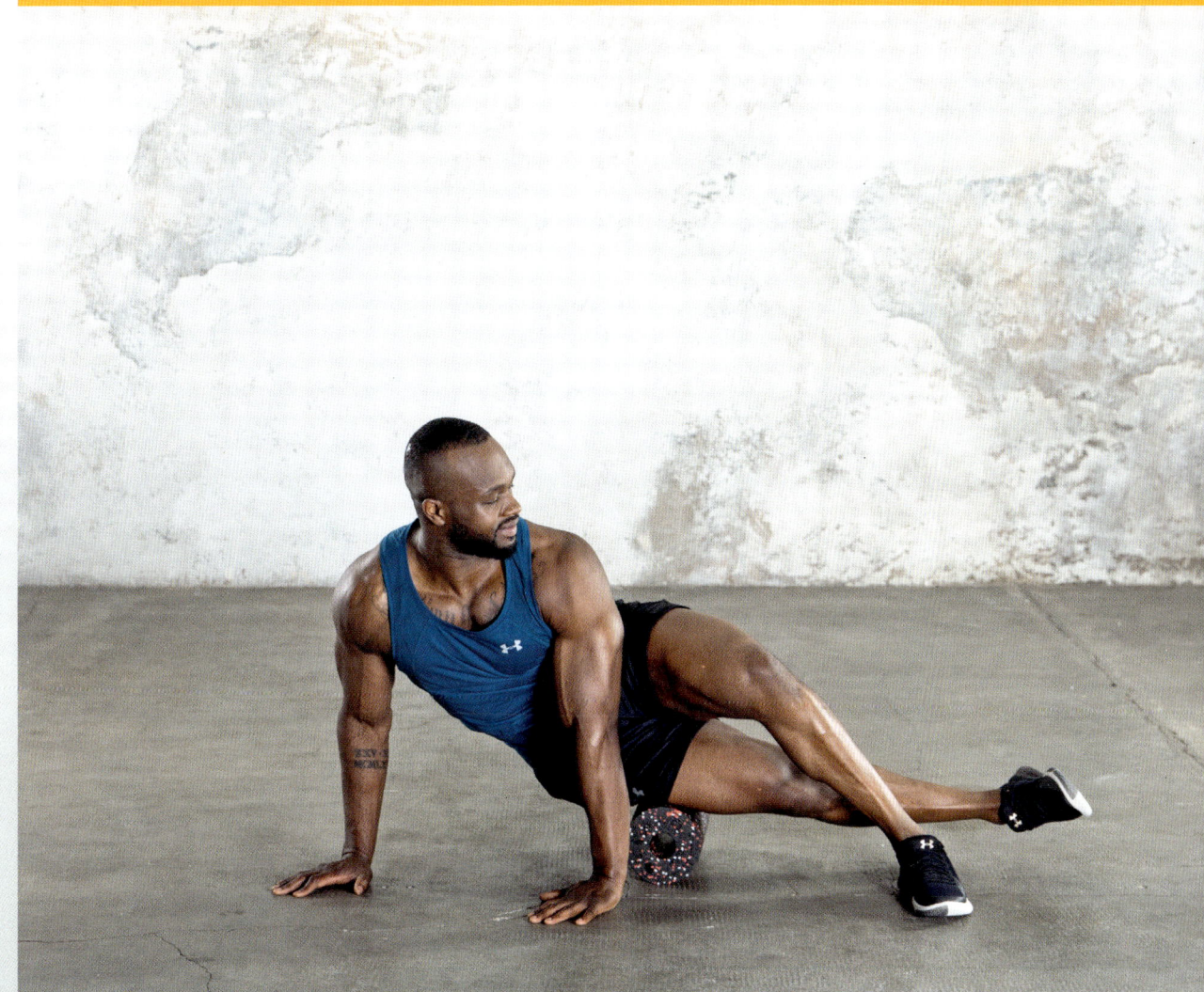

EFFEKT: Locker die Oberschenkelaußenseite, massiert das IT-Band.

CARDIO – DIE BASICS

Ja, ja, ich weiß, jetzt habe ich euch (hoffentlich!) schon überzeugt, dass ihr euch ordentlich auf- und abwärmt, und jetzt komme ich auch noch mit Cardio-Training! Warum mögen eigentlich so viele Kraftsportler kein Cardio-Training? Ich glaube, weil es viel zu oft nicht zielgerichtet und abwechslungsreich gestaltet wird. Und genau das werden wir jetzt ändern! Denn auch ein cleveres Cardio-Training bringt euch eurem Ziel, einen gesunden und durchtrainierten Körper zu haben, näher – ihr müsst es nur richtig angehen! Sich einfach 20 Minuten bei 5 Kilometern pro Stunde auf ein Laufband zu stellen, könnt ihr euch sparen – das bringt nichts und frustriert euch nur. Mit dem richtigen Cardio-Workout verbessert ihr eure Ausdauer, verbrennt ihr in kurzer Zeit jede Menge Kalorien und auch eure Muskeln profitieren von den Moves, da sie den gesamten Körper fordern.

Ich habe für euch einen knackigen HIIT-Zirkel entwickelt – das steht für High-Intensity-Intervall-Training. Ihr absolviert nur fünf Übungen, die aber so sauber und intensiv wie möglich. Pausen gibt es nur zwischen den Runden. Dieses Workout dauert maximal 15 Minuten, ist aber viel effektiver als langsames Joggen oder Radeln und macht viel mehr Spaß! Und übrigens: Wer gerne draußen laufen oder Rad fahren geht, der darf das natürlich gerne tun, am besten locker und entspannt, das fördert die Regeneration. Und ein bisschen frischen Wind um die Nase zu haben ist schließlich eine schöne Abwechslung zum Workout im Gym.

DIE ÜBUNGEN

1 HIGH KNEES

Stellt euch aufrecht hin, die Füße stehen eng zusammen. Führt das rechte Knie und den rechten Arm nach oben.

Jetzt lauft ihr auf der Stelle, die Knie nehmt ihr dabei bis auf Hüfthöhe hoch, die Arme führt ihr aktiv mit, wie wenn ihr rennen würdet. Schnelle, saubere Wechsel.

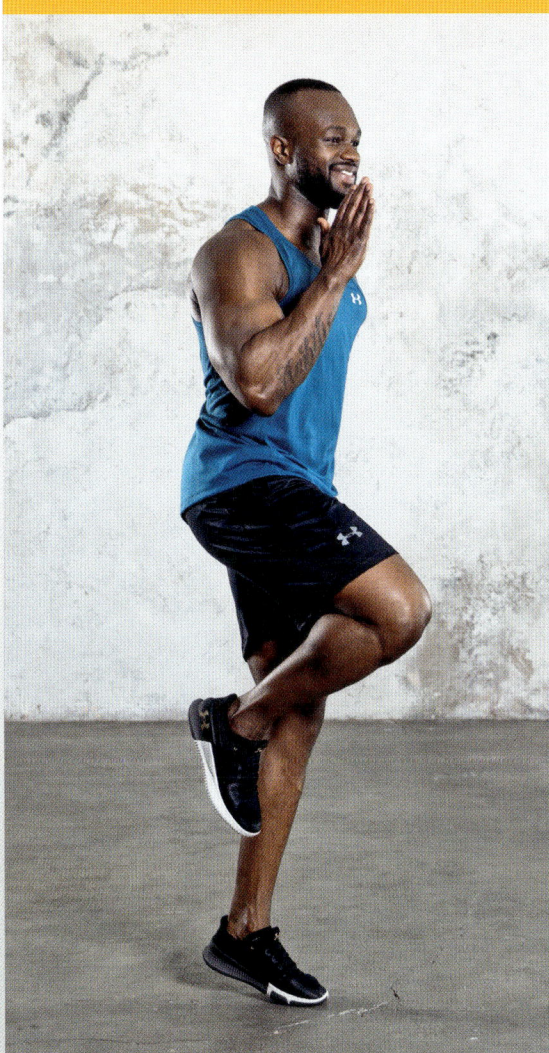
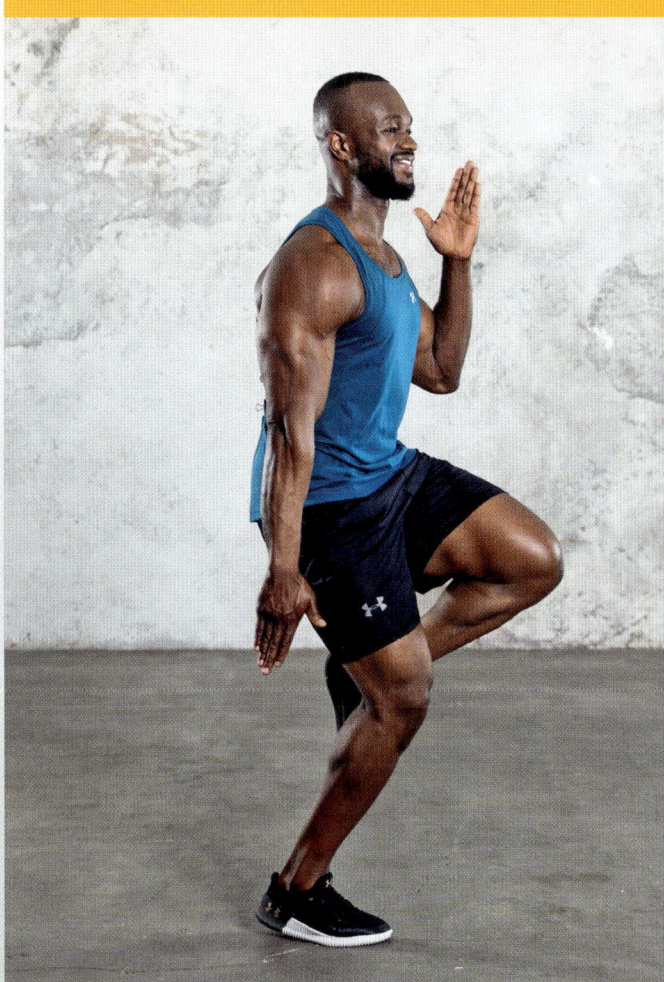

EFFEKT: Verbessert Kondition und Koordination.

2 MILITARY JACKS

Stellt euch aufrecht hin, die Füße stehen etwa hüftbreit auseinander, die Arme sind waagerecht vor der Brust ausgestreckt, die Handflächen drückt ihr gegeneinander.

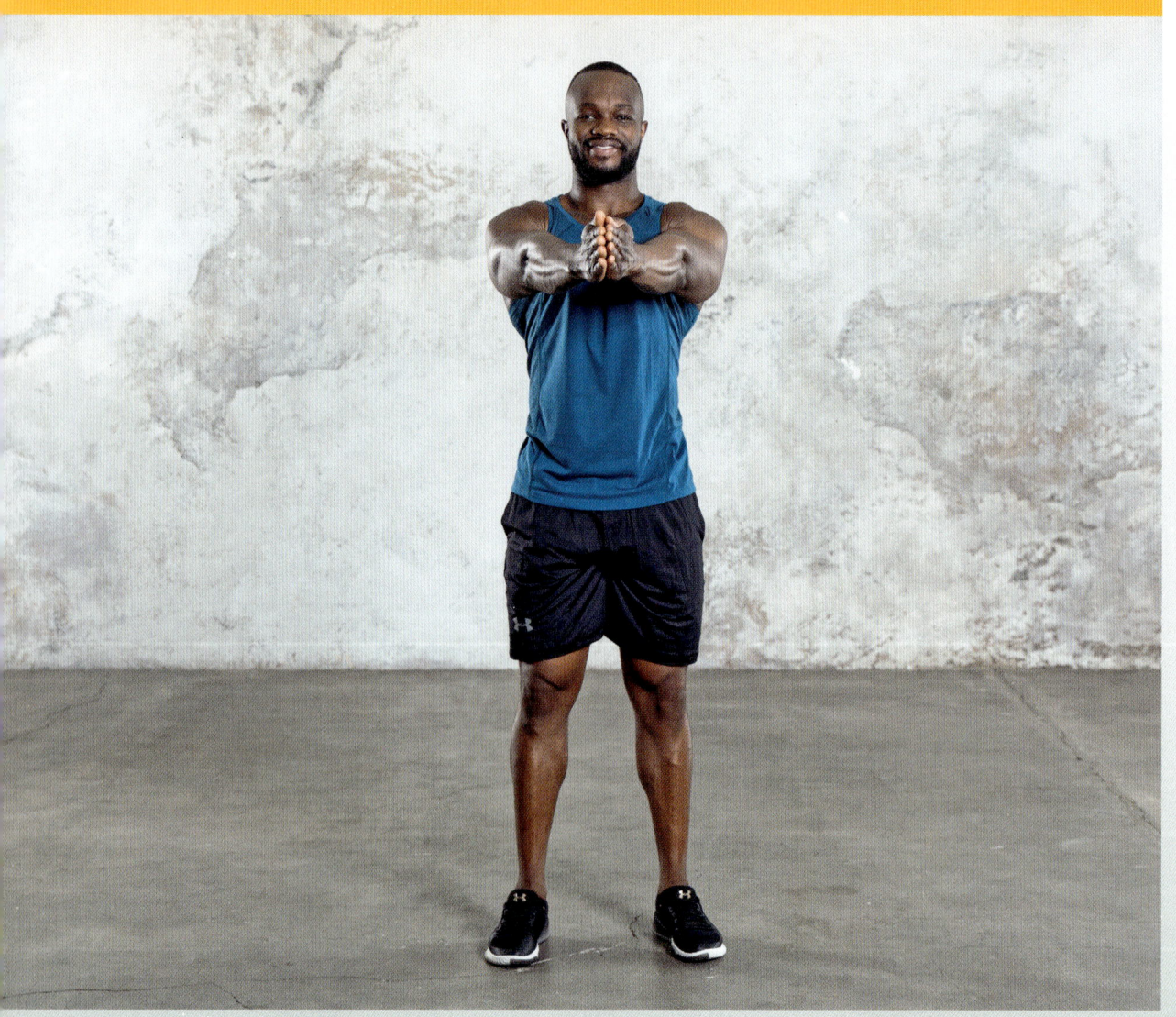

Jetzt springt ihr in eine Grätsche, die Arme nehmt ihr dabei mit nach außen, dann springt ihr sofort wieder in die Ausgangsposition zurück.

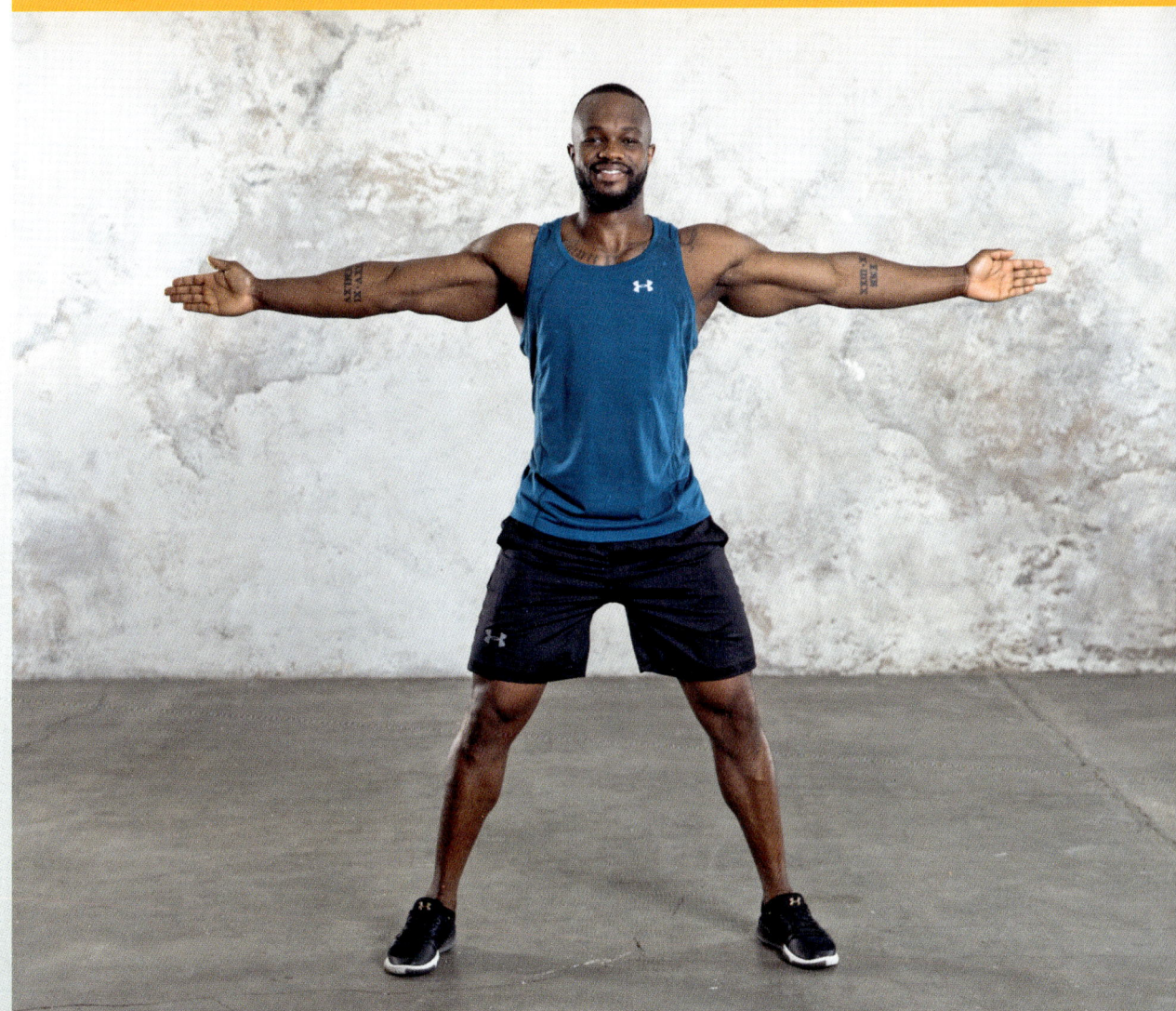

EFFEKT: Verbessert Kondition und Koordination.

3 SEILSPRINGEN

Nehmt euch ein Sprungseil und legt einfach los. Wichtig ist, dass ihr das Seil locker aus den Handgelenken schwingt, die Hände bleiben dabei stets etwa auf Hüfthöhe. Landet schön federnd auf den Fußballen und drückt euch von dort direkt wieder ab.

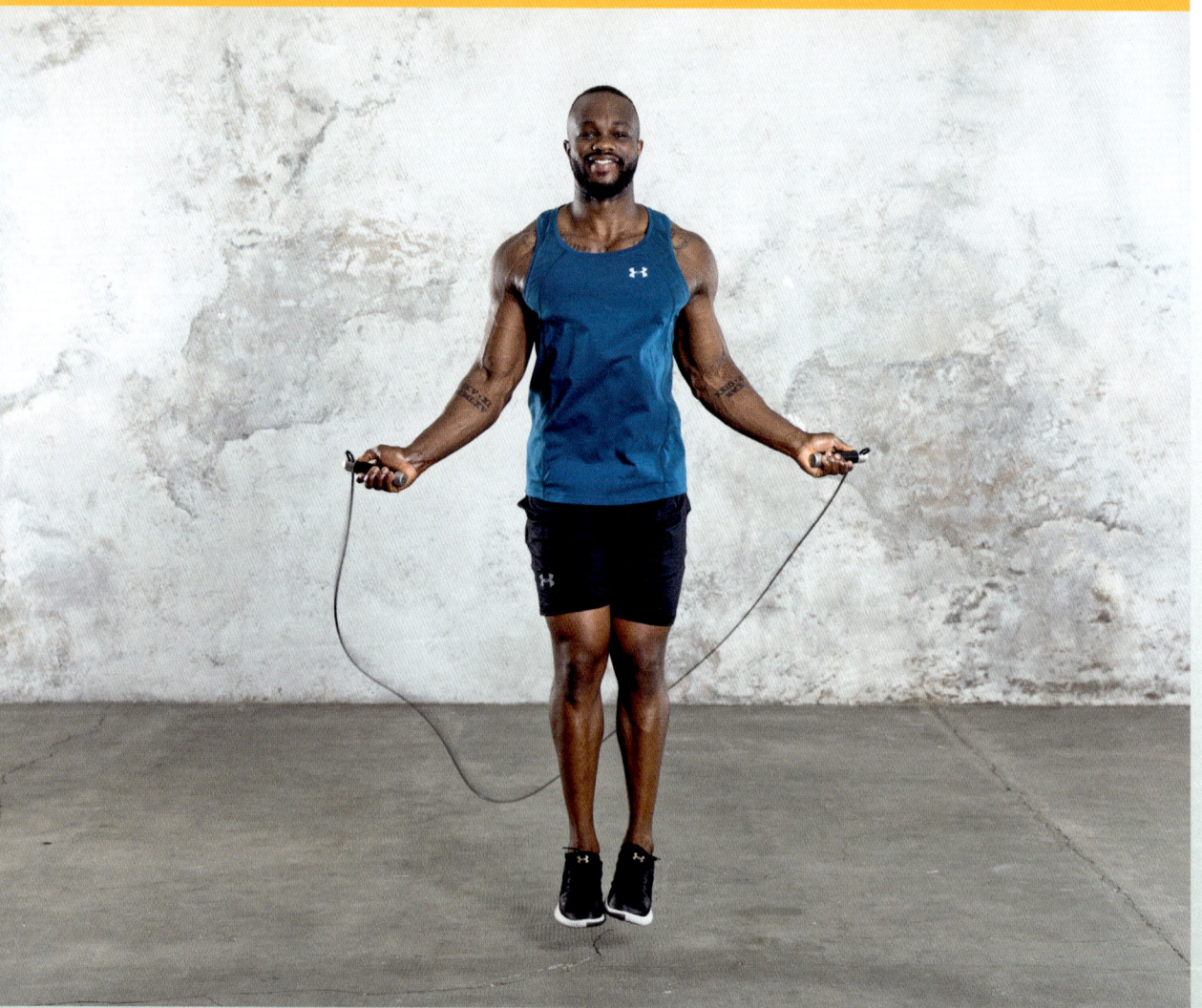

EFFEKT: Verbessert Kondition und Koordination.

4 PLANK

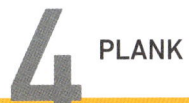

Geht in den Unterarmstütz, Bauch und Rücken sind angespannt, haltet den Rücken gerade oder macht einen kleinen Rundrücken, auf keinen Fall ein Hohlkreuz! Haltet diese Position sauber.

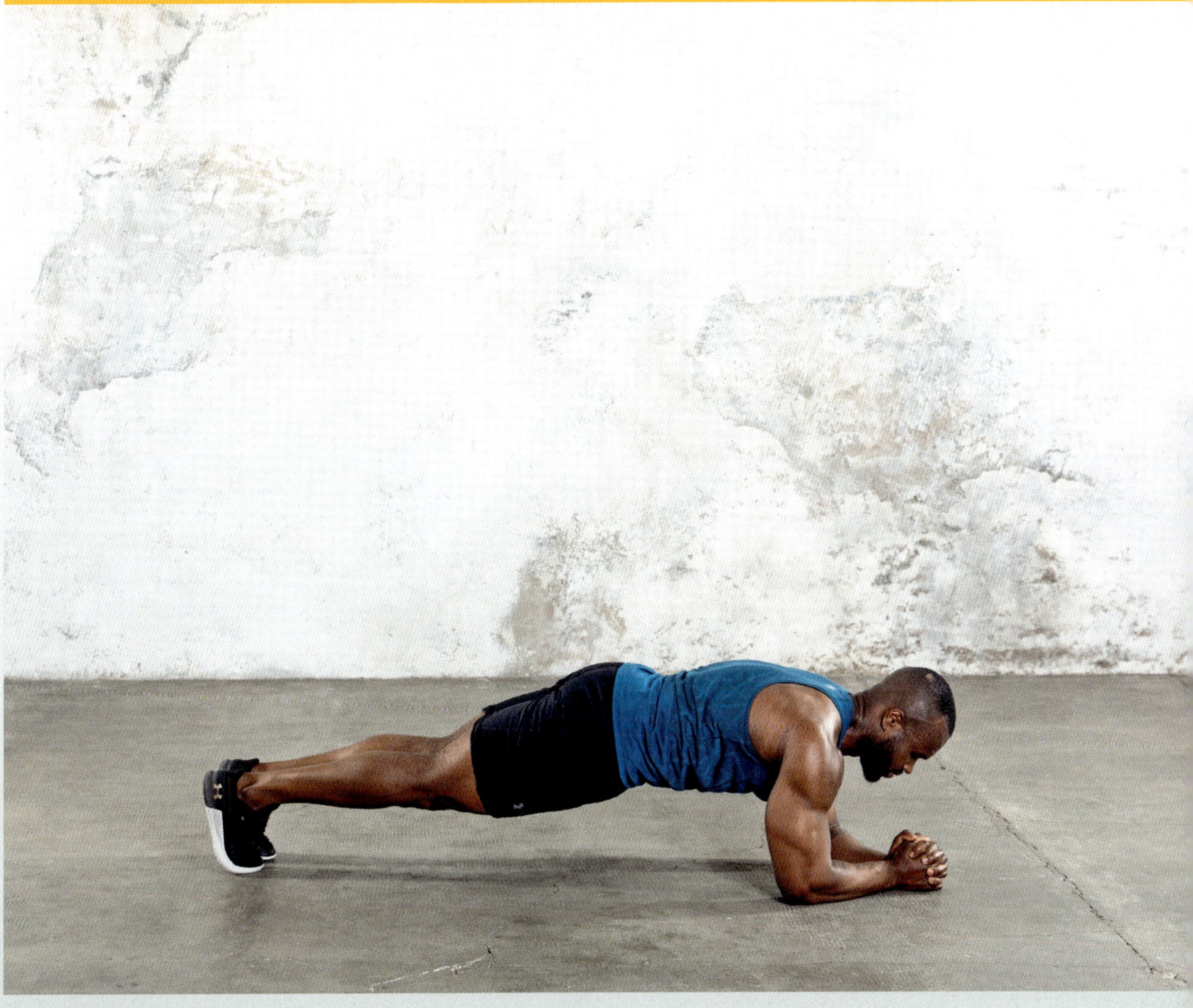

EFFEKT: Trainiert die Core-Muskulatur, verbessert die Kraftausdauer.

5 MOUNTAIN CLIMBERS

Geht in die Liegestützposition, Bauch und Rücken sind angespannt.

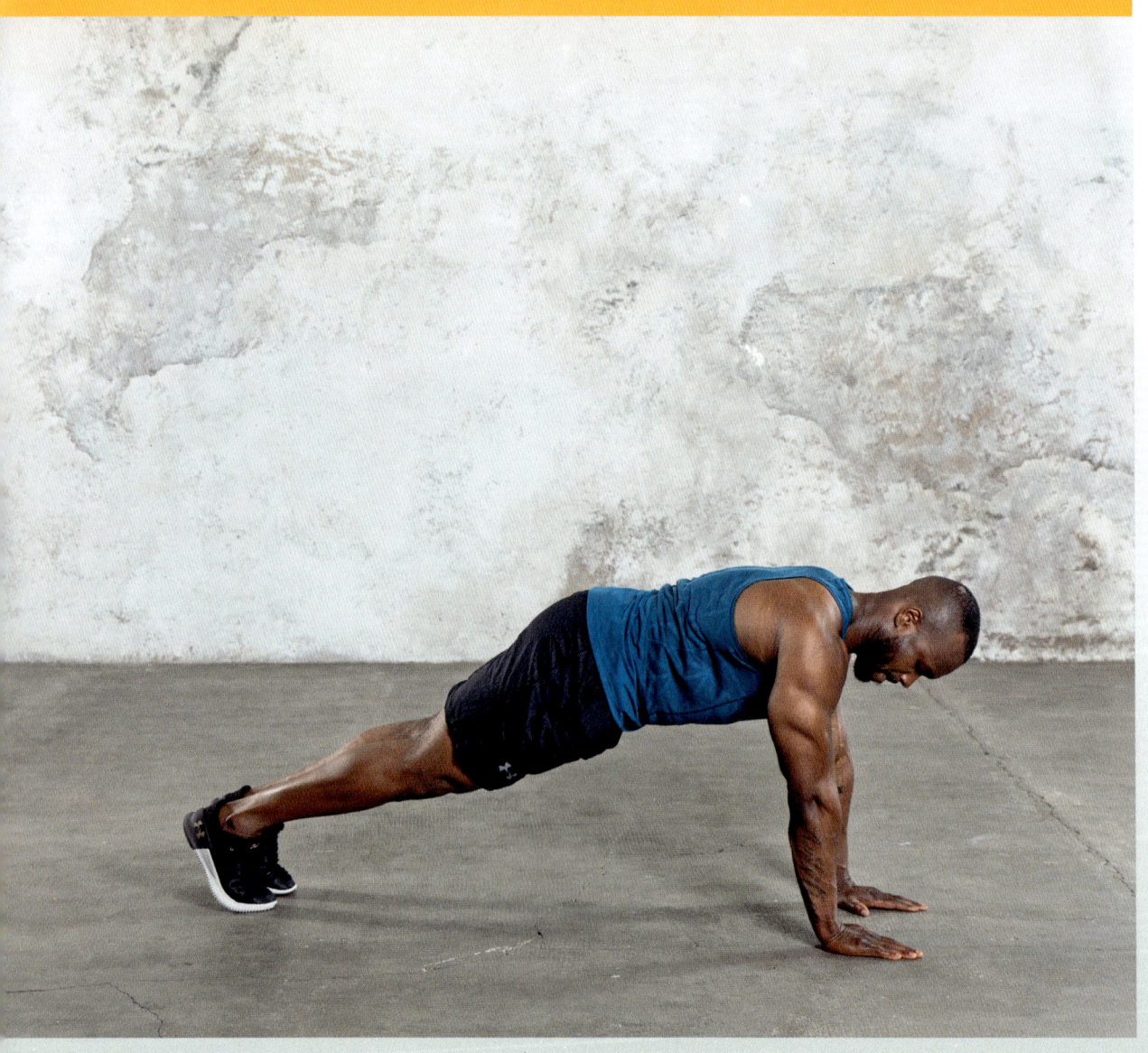

Zieht nun die Knie in schnellem Wechsel bis auf Hüfthöhe und wieder zurück, den Oberkörper dabei so ruhig wie möglich halten.

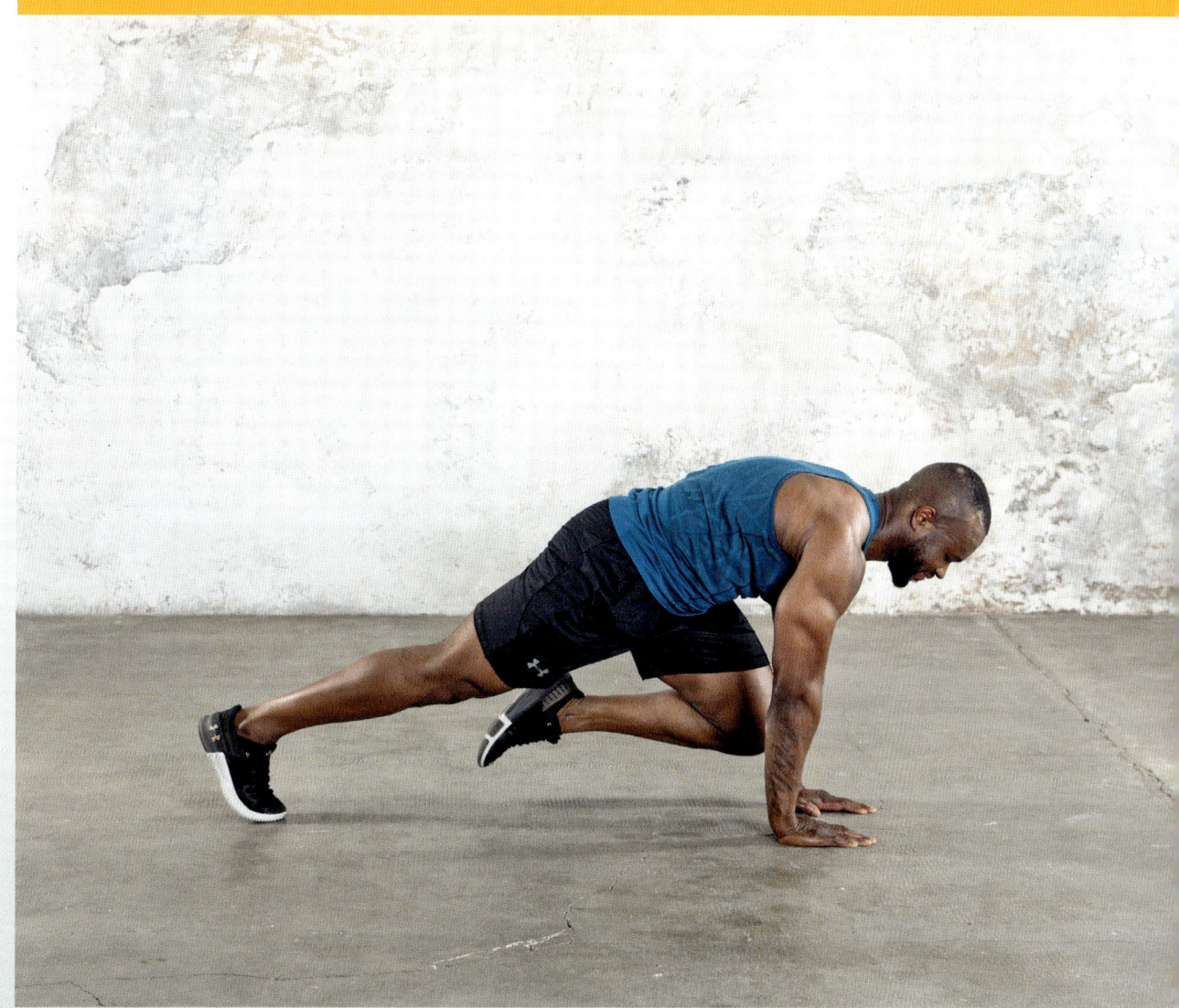

EFFEKT: Trainiert die Core-Muskulatur, verbessert die Kraftausdauer.

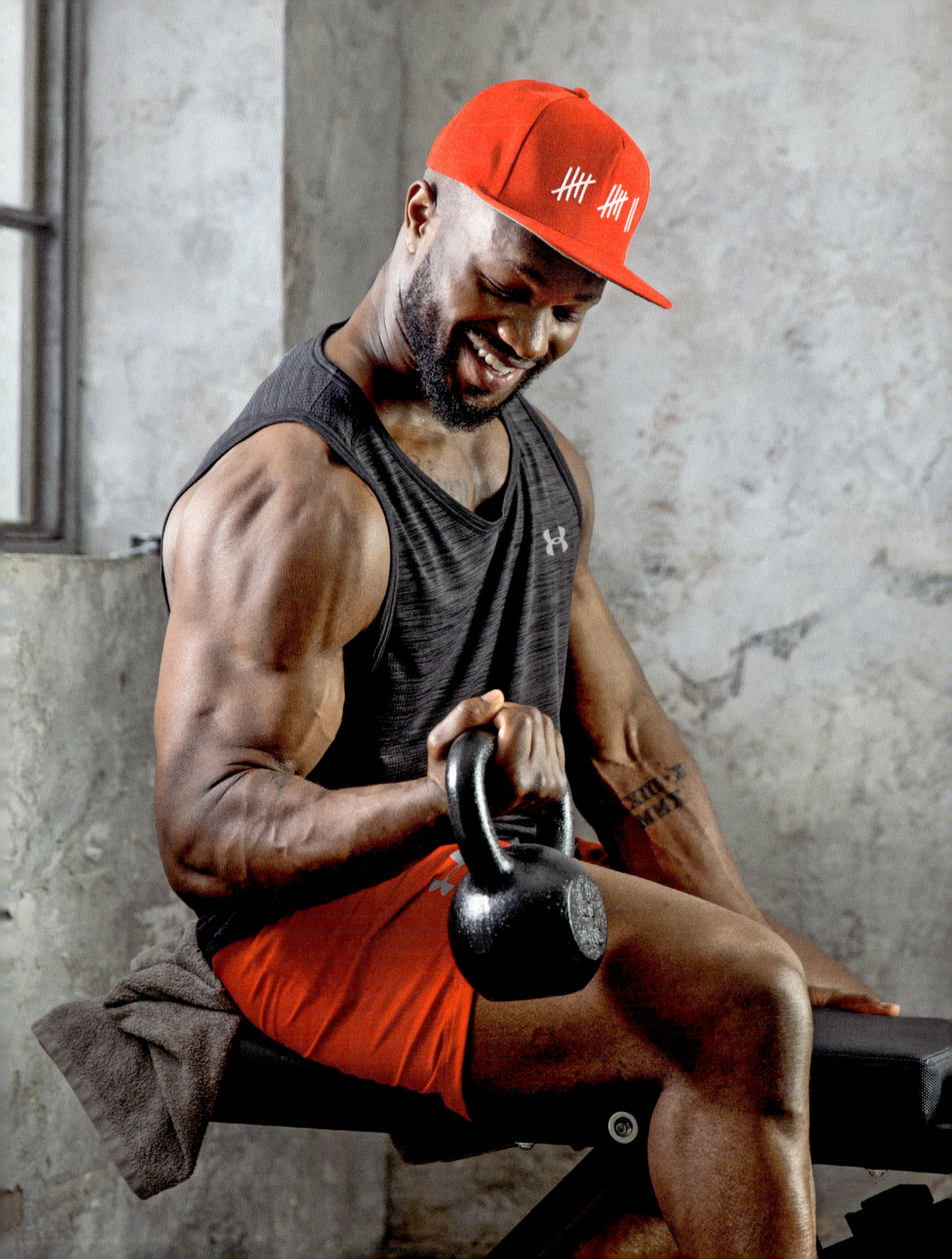

COACH EDDY ■ KAPITEL 6

DAS 12-WOCHEN-PROGRAMM

Seid ihr bereit, durchzustarten? In den nächsten zwölf Wochen werdet ihr alles, was ihr bisher gelernt habt, umsetzen. So kommt ihr eurem Ziel, stärker und vor allem gesünder zu werden, näher – jeden Tag ein kleines Stückchen. Also packt es an und habt Spaß dabei!

So Leute, jetzt steht ihr an der Startlinie und könnt es kaum erwarten, endlich loszulegen mit meinem 12-Wochen-Programm und eurer Mission zum ganz persönlichen Traumbody. Dabei haben wir schon ein großes Stück des Weges gemeinsam zurückgelegt: Ich habe euch von meinem Werdegang erzählt, von meinen Anfängen als Kraftsportler. Mein geballtes Wissen zu den wichtigsten Themen – Motivation, Ernährung und Training – habe ich an euch weitergegeben.

Ihr seid jetzt so weit. Ihr habt das Rüstzeug, das ihr braucht, um die nächsten zwölf Wochen anzugehen und vor allem durchzuziehen. Auf den folgenden Seiten gebe ich euch noch ein paar Tipps, wie ihr die zwölf Wochen gestaltet, worauf ihr achten müsst und was euer Training noch effektiver macht.

DER WOCHENPLAN

Er ist das zentrale Element des Programms. Er bleibt die gesamten zwölf Wochen über gleich, so fällt es euch leichter, eine Routine zu entwickeln, und schwerer, das Training – oder die Ruhetage – ausfallen zu lassen. So sieht eure Trainingswoche aus:

Tag 1: Krafttraining

Tag 2: Cardio locker

Tag 3: Krafttraining

Tag 4: Ruhetag

Tag 5: Krafttraining

Tag 6: Cardio HIIT

Tag 7: Ruhetag

Ihr trainiert also dreimal pro Woche Kraft. Jede Trainingseinheit ist dabei gleich aufgebaut: Sie besteht aus einem Warm-up, der Mobilisation, dem Hauptteil Kraft und dem Cool-down.

An Tag 2 ist ein ganz lockeres Cardio-Workout angesagt. Ich empfehle euch, an diesem Tag auch mal rauszugehen, frischer Wind um die Nase tut gut, wenn man ansonsten im Studio trainiert! Ihr könnt zum Beispiel eine Stunde entspannt Rad fahren, einen Spaziergang machen – alles, was euch Spaß macht, ist erlaubt, nur lasst es betont locker angehen. So helft ihr eurem Körper, sich durch diese aktive Regeneration zu erholen und auf den nächsten intensiven Trainingsreiz vorzubereiten.

An Tag 6 hingegen dürft ihr beim HIIT-Workout Gas geben.

Tag 7 braucht ihr dann als Ruhetag, das verspreche ich euch.

DIE RICHTIGE TRAININGSBELASTUNG

Schon die Trainingswoche ist so aufgebaut, das sich Be- und Entlastung sinnvoll abwechseln und ihr so die maximale Anpassung eures Körpers an das Training erreichen könnt – also haltet euch bitte dran, lasst weder ein Workout ausfallen noch einen Ruhetag, es sei denn, ihr seid krank, dann müsst ihr euch natürlich auf jeden Fall auskurieren!

So wie die Trainingswoche sinnvoll aufgebaut ist, ist es auch jedes einzelne Workout. Ich arbeite mit Sätzen, Wiederholungen und Pausen. Die gebe ich euch für jede Trainingssession vor. Bei Übungen, für die ihr Gewichte benötigt, gilt folgende Faustregel: Wählt die Gewichte so, dass ihr jeweils die letzte Wiederholung eines Satzes gerade noch sauber und vollständig ausführen könnt! So fordert ihr eure Muskeln maximal, aber überfordert sie nicht. Im Laufe der Wochen werdet ihr sehen, wie sich euer Körper anpasst und ihr besser werdet. Dann könnt ihr step by step die Gewichte steigern – aber immer nur so weit, dass ihr sauber arbeiten könnt!

DIE DREI TRAININGSBLÖCKE

Meine langjährige Erfahrung als Sportler und Personal Coach hat gezeigt, dass man mit dem folgenden Trainingsaufbau die besten Ergebnisse erzielt: Die zwölf Wochen werden in drei Blöcke à vier Wochen aufgeteilt. Jeder Block baut auf dem vorherigen auf. In Block 1 geht es um die Grundlagen. Hier trainiert ihr mit zwei verschiedenen Ganzkörper-Workouts alle Muskeln ausgewogen und baut so das perfekte Fundament für den nächsten Trainingsblock. Dieser Aufbaublock gestaltet sich schon etwas differenzierter, bestimmte Muskelpartien werden gezielter trainiert. In Block 3 trainiert ihr dann wie ich nach dem 3er-Split. So holt ihr das Maximale aus jedem Workout heraus und könnt euch einzelnen Muskelgruppen noch gezielter widmen.

BLOCK 1
WOCHE 1 BIS WOCHE 4

In diesen ersten vier Wochen entscheidet sich, ob euer Training euch ans Ziel bringt. Denn wir bauen das Fundament – ein ausgewogenes Ganzkörpertraining, das jeden einzelnen Muskel eures Körpers fordert. Damit es nicht zu eintönig wird, habe ich zwei Workouts für euch entwickelt. Ausreden gibt's also keine – los geht's!

KRAFT: WARM-UP

Jede Übung jeweils 1 Minute ausführen.

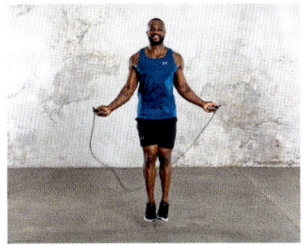

SEILSPRINGEN (S. 73)

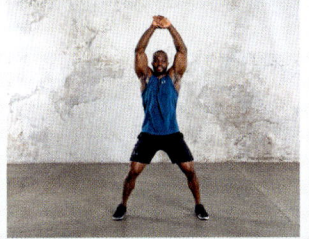

JUMPING JACKS (S. 74)

KNIEBEUGEN MIT NACH OBEN GESTRECKTEN ARMEN (S. 75)

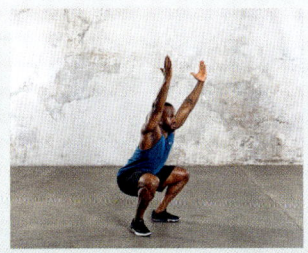

KRAFT: MOBILISATION

Jede Übung jeweils 1 Minute ausführen.

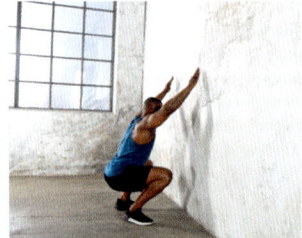

KNIEBEUGEN VOR EINER WAND (S. 77)

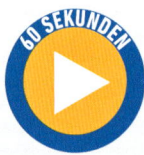

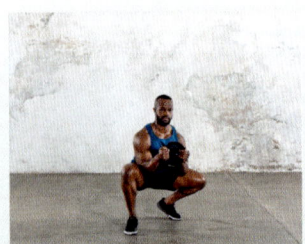

CRAB WALK (S. 78)

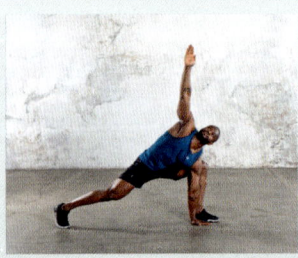

LUNGE & SHOULDER ROTATION (S. 80)

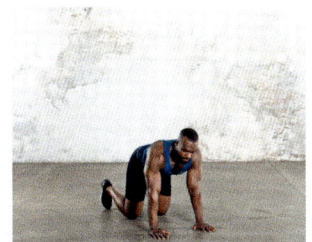

HANDGELENKSMOBILISATION (S. 82)

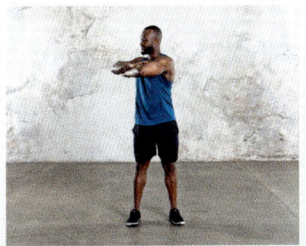

OBERKÖRPERROTATION (S. 84)

KRAFT: WORKOUTS

Workout A

Jede Übung besteht aus 3 Sätzen mit je 12 Wiederholungen. Nach jeder Übung 90 Sekunden Pause machen. Zwischen den Sätzen je 60 Sekunden Pause machen. Ihr könnt Workout A jederzeit durch Workout B ersetzen und andersrum.

KNIEBEUGEN (S. 98)

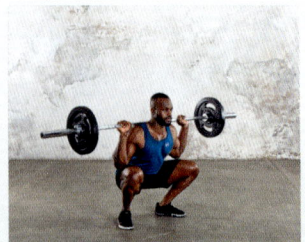

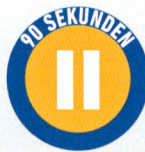

KURZHANTEL-RUDERN (S. 94)

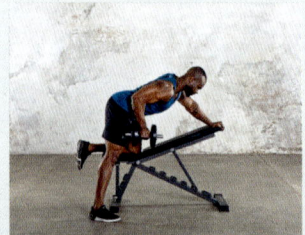

BANKDRÜCKEN (S. 88)

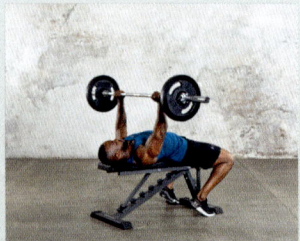
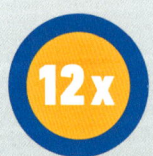
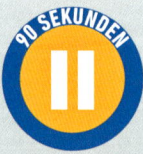

SCHULTERPRESSE MIT KURZHANTELN (S. 104)

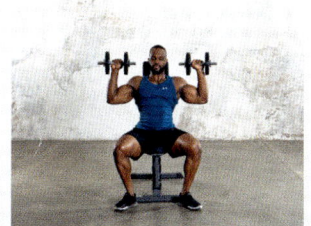

 12 x

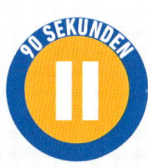 90 SEKUNDEN

CRUNCHES (S. 120)

 12 x

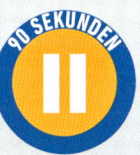 90 SEKUNDEN

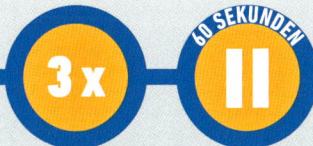 3 x | 60 SEKUNDEN

Workout B

Jede Übung besteht aus 3 Sätzen mit je 12 Wiederholungen. Nach jeder Übung 90 Sekunden Pause machen. Zwischen den Sätzen je 60 Sekunden Pause machen.

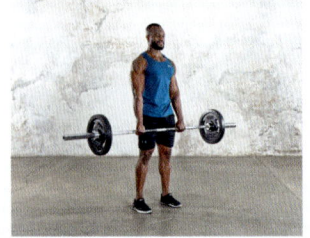

KREUZHEBEN (S. 92)

 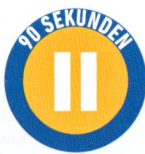

12 x · 90 SEKUNDEN

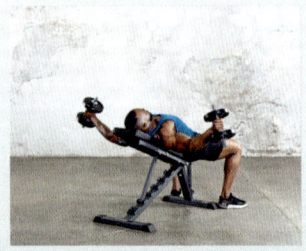

AUSFALLSCHRITTE (S. 100)

 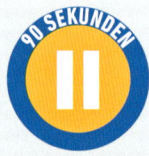

12 x · 90 SEKUNDEN

FLYS MIT KURZHANTELN (S. 90)

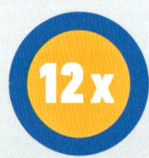 

12 x · 90 SEKUNDEN

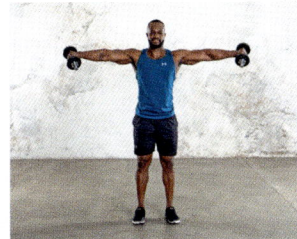

SEITHEBEN (S. 106)

 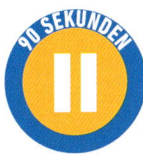

12x — 90 SEKUNDEN

REVERSE CRUNCHES (S. 122)

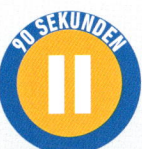

12x — 90 SEKUNDEN

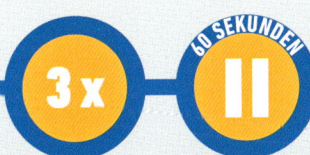

3x — 60 SEKUNDEN

KRAFT: COOL-DOWN

Jede Übung mit der Faszienrolle jeweils 1 Minute ausführen.

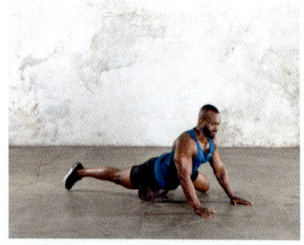

OBERSCHENKELVORDERSEITE (S. 127)

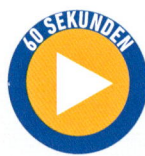

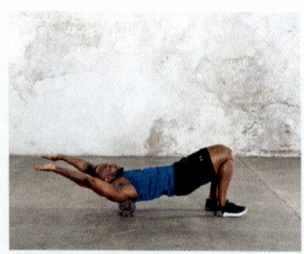

OBERER RÜCKEN (S. 128)

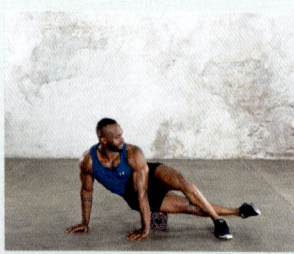

IT-BAND UND HÜFTE (S. 130)

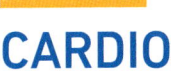

CARDIO

An Tag 2, eurem lockeren Cardio-Tag, empfehle ich euch, mal an die frische Luft zu gehen – das tut mir nach den vielen Stunden im Studio auch immer sehr gut. Geht ganz entspannt radeln oder spazieren. Alles, was euch Spaß macht und im lockeren Bereich bleibt, ist erlaubt.

TAG 4

HIIT-ZIRKEL

Tag 6 sieht dann schon anders aus. Der HIIT-Zirkel verbessert eure Ausdauer, dafür müsst ihr in den sechs Minuten alles geben! So funktioniert's: Je Übung 20 Sekunden Belastung, keine Pause zwischen den Übungen, nach einer Runde 20 Sekunden Pause machen, insgesamt drei Runden absolvieren.

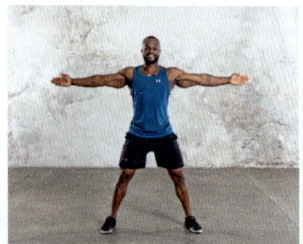

MILITARY JACKS (S. 134)

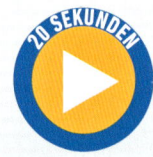

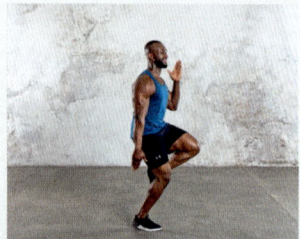

HIGH KNEES (S. 133)

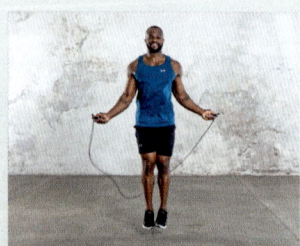

SEILSPRINGEN (S. 136)

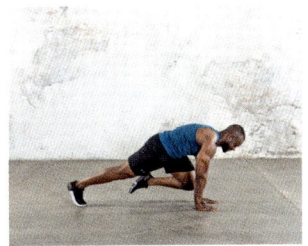

MOUNTAIN CLIMBERS (S. 138)

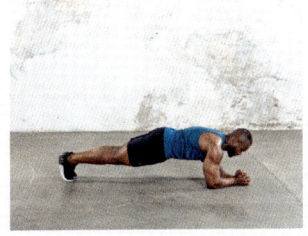

PLANK (S. 137)

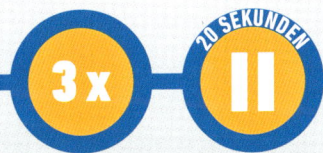

3 x

20 SEKUNDEN

TAG 7

BLOCK 2
WOCHE 5 BIS WOCHE 8

Wie fühlt ihr euch? Wenn ihr die ersten vier Wochen durchgezogen und gesund gegessen habt, solltet ihr bereits spüren, dass ihr stärker und schlanker seid. Darauf bauen wir jetzt auf. In den kommenden vier Wochen trainieren wir weiterhin den ganzen Körper, setzen aber schon erste Schwerpunkte, um die einzelnen Muskelgruppen noch mehr zu fordern.

KRAFT: WARM-UP

Jede Übung jeweils 1 Minute ausführen.

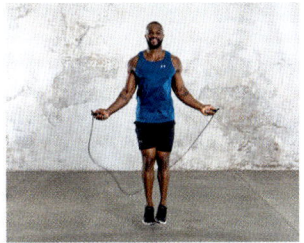

SEILSPRINGEN (S. 73)

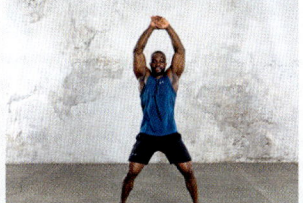

JUMPING JACKS (S. 74)

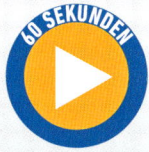

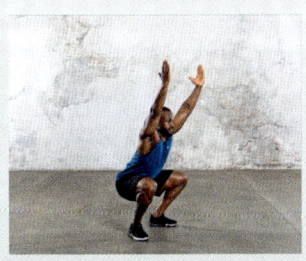

KNIEBEUGEN MIT NACH OBEN GESTRECKTEN ARMEN (S. 75)

KRAFT: MOBILISATION

Jede Übung jeweils 1 Minute ausführen.

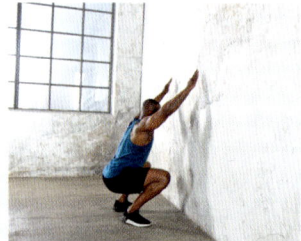

KNIEBEUGEN VOR EINER WAND (S. 77)

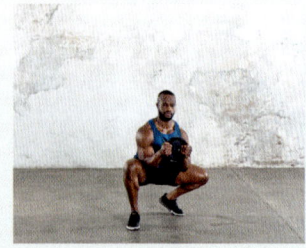

CRAB WALK (S. 78)

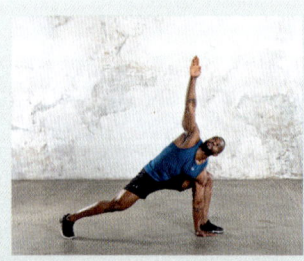

LUNGE & SHOULDER ROTATION (S. 80)

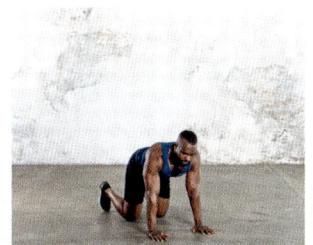

HANDGELENKSMOBILISATION (S. 82)

OBERKÖRPERROTATION (S. 84)

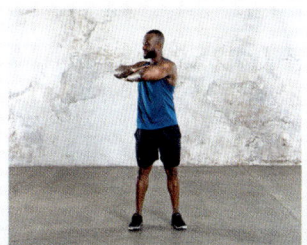

KRAFT: WORKOUTS

Workout A (Unterkörper)

Jede Übung besteht aus 3 Sätzen mit je 12, 10, 8 Wiederholungen. Nach jeder Übung 60 Sekunden Pause machen. Zwischen den Sätzen je 60 Sekunden Pause machen.

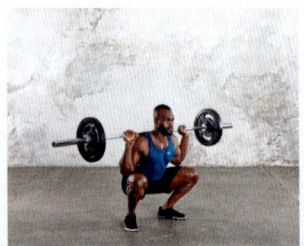

KNIEBEUGEN (S. 98)

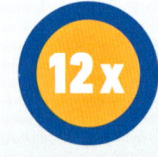 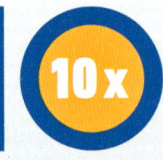 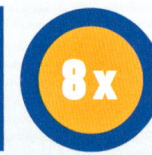 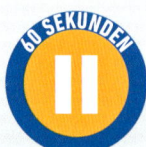

12x | 10x | 8x | II (60 SEKUNDEN)

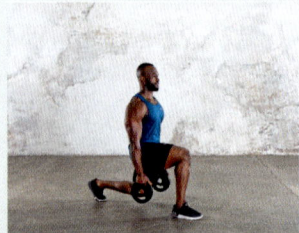

AUSFALLSCHRITTE (S. 100)

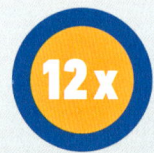 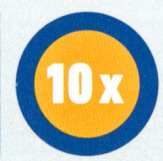 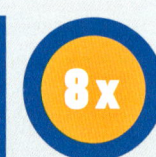 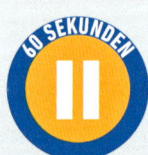

12x | 10x | 8x | II (60 SEKUNDEN)

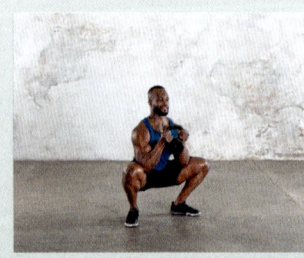

GOBLET SQUAT (S. 102)

 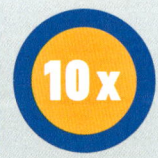 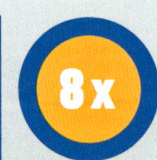 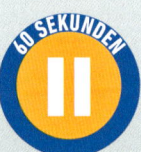

12x | 10x | 8x | II (60 SEKUNDEN)

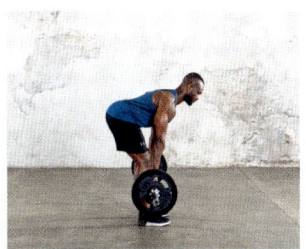

RUMÄNISCHES KREUZHEBEN (S. 103)

 12x 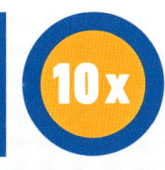 10x 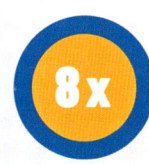 8x 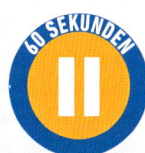 60 SEKUNDEN II

BAUCHROLLER (S. 118)

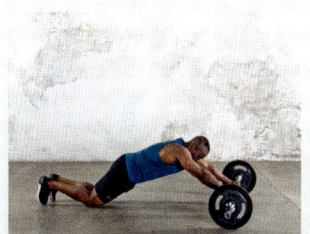

 12x  10x 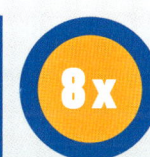 8x 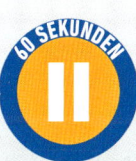 60 SEKUNDEN II

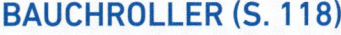

 3x 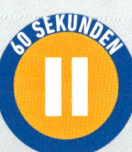 60 SEKUNDEN II

Workout B (Oberkörper)

Jede Übung besteht aus 3 Sätzen mit je 12, 10, 8 Wiederholungen. Nach jeder Übung 60 Sekunden Pause machen. Zwischen den Sätzen je 60 Sekunden Pause machen.

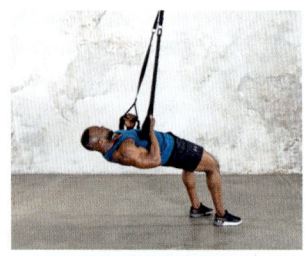

REVERSE ROWS (S. 96)

 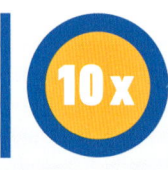 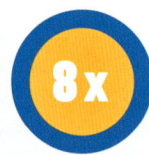 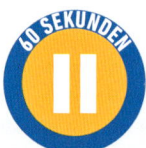

12x | 10x | 8x | 60 SEKUNDEN

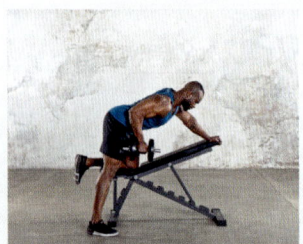

KURZHANTEL-RUDERN (S. 94)

 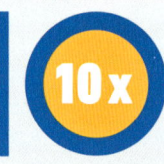 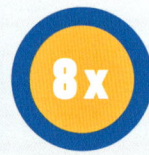 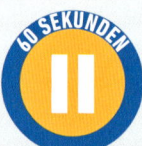

12x | 10x | 8x | 60 SEKUNDEN

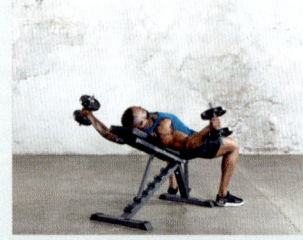

FLYS MIT KURZHANTELN (S. 90)

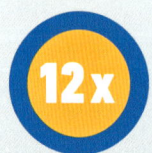 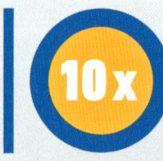 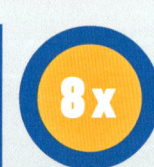 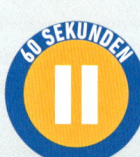

12x | 10x | 8x | 60 SEKUNDEN

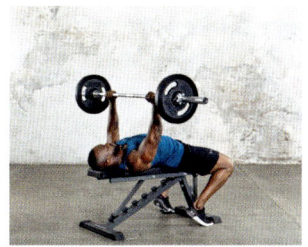

BANKDRÜCKEN (S. 88)

 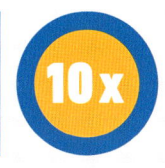 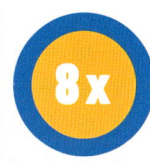 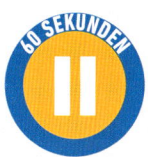

12x | 10x | 8x | 60 SEKUNDEN ‖

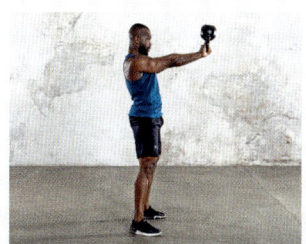

KETTLEBELL SWINGS (S. 108)

  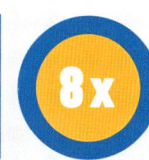 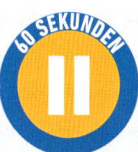

12x | 10x | 8x | 60 SEKUNDEN ‖

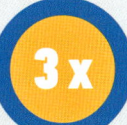 

3x | 60 SEKUNDEN ‖

Workout C (Bauch, Schultern, Arme)

Jede Übung (außer den Mountain Climbers) besteht aus 3 Sätzen mit je 12, 10, 8 Wiederholungen. Nach jeder Übung 60 Sekunden Pause machen. Zwischen den Sätzen je 60 Sekunden Pause machen. Bei den Mountain Climbers 3-mal 30 Sekunden, je 30 Sekunden Pause danach.

SEITHEBEN (S. 106)

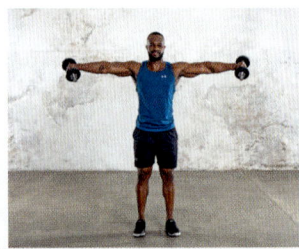
 12x 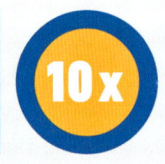 10x 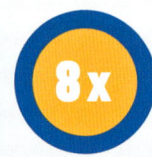 8x 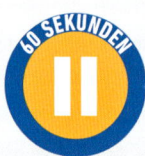 60 SEKUNDEN ||

SCHULTERPRESSE MIT KURZHANTELN (S. 104)

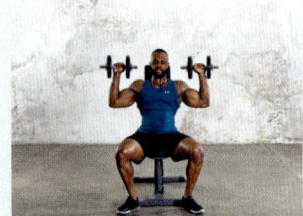
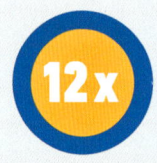 12x 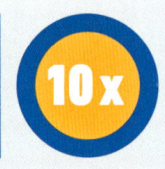 10x 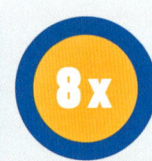 8x 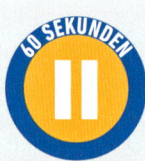 60 SEKUNDEN ||

HAMMER CURLS (S. 110)

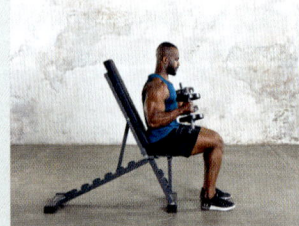
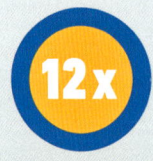 12x 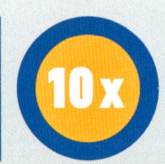 10x 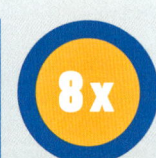 8x 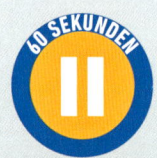 60 SEKUNDEN ||

SPIDER CURLS (S. 112)

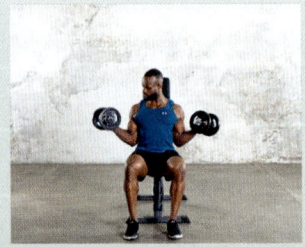
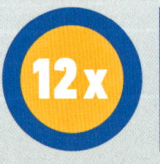 12x 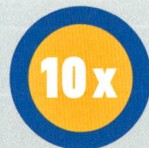 10x 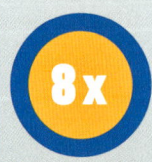 8x 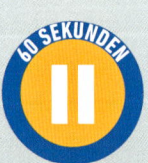 60 SEKUNDEN ||

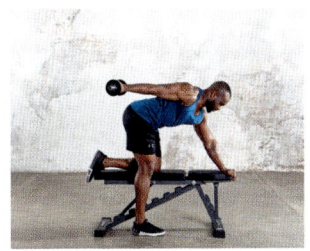 ## TRIZEPS KICKBACKS (S. 114)

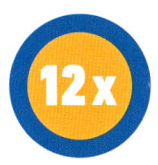 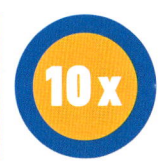  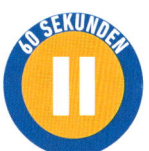

12x | 10x | 8x | 60 SEKUNDEN ‖

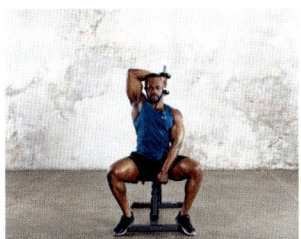 ## OVERHEAD KICKBACKS (S. 116)

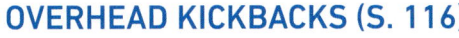  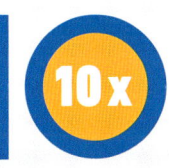 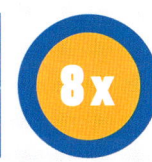 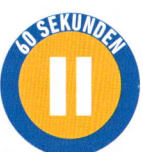

12x | 10x | 8x | 60 SEKUNDEN ‖

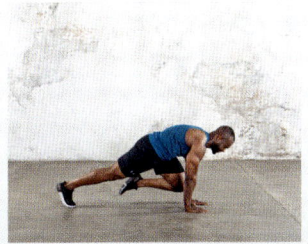 ## MOUNTAIN CLIMBERS (S. 138)

 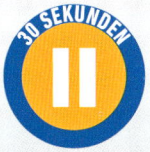

30 SEKUNDEN ▶ | 30 SEKUNDEN ‖

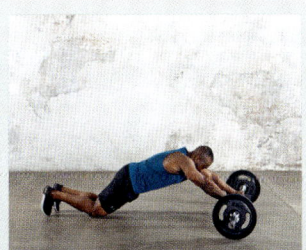 ## BAUCHROLLER (S. 118)

 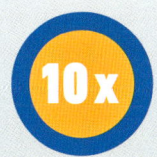 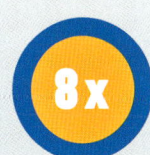 

12x | 10x | 8x | 60 SEKUNDEN ‖

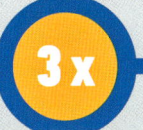 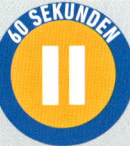

3x | 60 SEKUNDEN ‖

KRAFT: COOL-DOWN

Jede Übung mit der Faszienrolle jeweils 1 Minute ausführen.

OBERSCHENKELVORDERSEITE (S. 127)

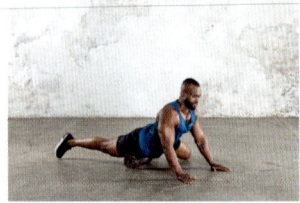

OBERER RÜCKEN (S. 128)

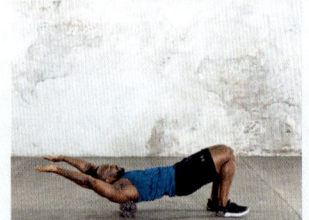

IT-BAND UND HÜFTE (S. 130)

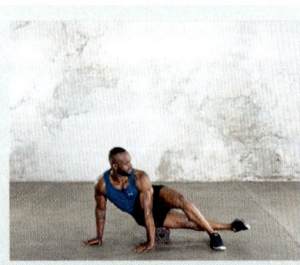

CARDIO

An Tag 2, eurem lockeren Cardio-Tag, könnt ihr gerne wieder an die frische Luft gehen. Mein Tipp für Block 2: Probiert auch mal was anderes aus! Wenn ihr in Block 1 spazieren gegangen seid, dann setzt euch jetzt mal aufs Fahrrad und dreht eine Runde! Die Abwechslung ist gut für Kopf und Körper.

HIIT-ZIRKEL

Auch der Zirkel fällt euch jetzt bestimmt schon leichter. Ihr habt mehr Kondition, kennt die Bewegungsabläufe. Bleibt aber immer konzentriert, trainiert sauber und intensiv!

Je Übung 20 Sekunden Belastung, keine Pause zwischen den Übungen, nach einer Runde 20 Sekunden Pause machen, insgesamt drei Runden absolvieren. Wer dann noch fit ist, hängt ein bis zwei Runden dran.

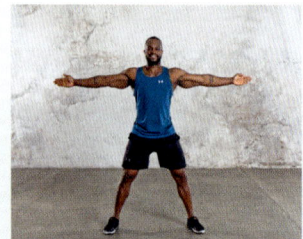
MILITARY JACKS (S. 134)
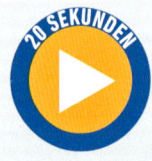

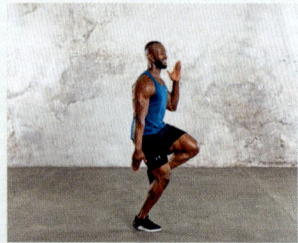
HIGH KNEES (S. 133)
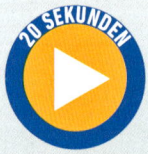

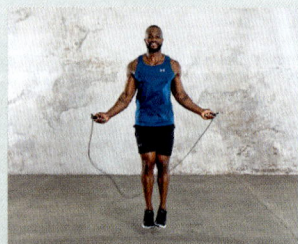
SEILSPRINGEN (S. 136)

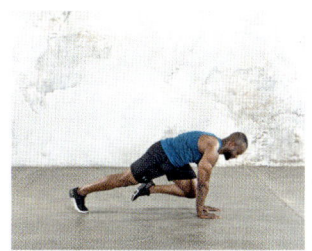

MOUNTAIN CLIMBERS (S. 138)

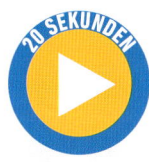

PLANK (S. 137)

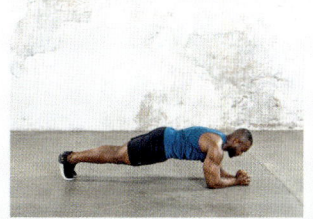

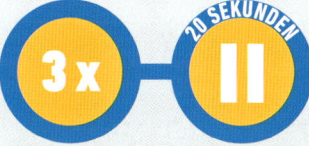

BLOCK 3
WOCHE 9 BIS WOCHE 12

Jetzt kommen wir zu meiner Königsdisziplin: dem 3er-Split! Ich trainiere seit Jahren damit und bin superglücklich über meine Ergebnisse. Diese Trainingsaufteilung ist so effektiv, weil man sich an jedem Trainingstag ganz gezielt auf bestimmte Muskeln konzentriert. Diese werden optimal belastet, die anderen Muskelgruppen haben währenddessen Zeit, sich zu erholen.

KRAFT: WARM-UP

Jede Übung jeweils 1 Minute ausführen.

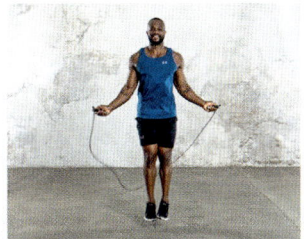

SEILSPRINGEN (S. 73)

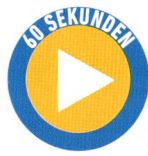

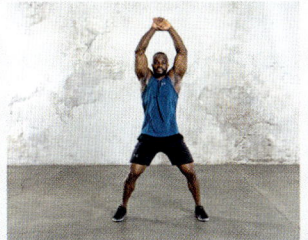

JUMPING JACKS (S. 74)

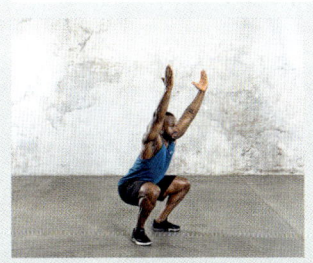

KNIEBEUGEN MIT NACH OBEN GESTRECKTEN ARMEN (S. 75)

KRAFT: MOBILISATION

Jede Übung jeweils 1 Minute ausführen.

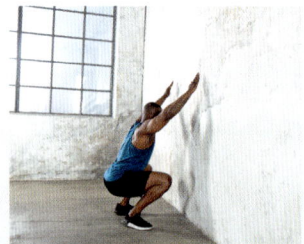

KNIEBEUGEN VOR EINER WAND (S. 77)

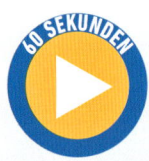

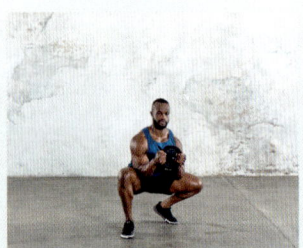

CRAB WALK (S. 78)

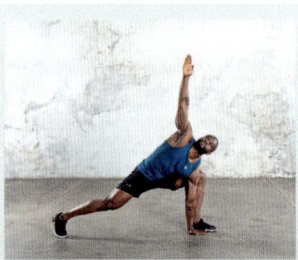

LUNGE & SHOULDER ROTATION (S. 80)

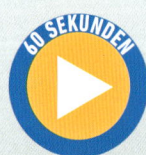

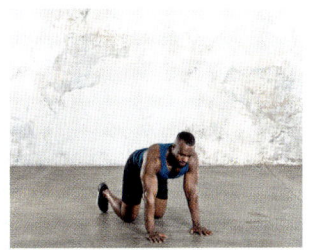

HANDGELENKSMOBILISATION (S. 82)

60 SEKUNDEN

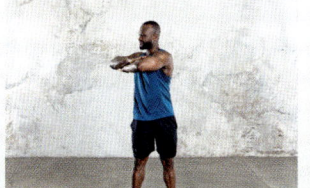

OBERKÖRPERROTATION (S. 84)

60 SEKUNDEN

KRAFT: WORKOUTS

Workout A (Brust, Schulter, Trizeps)

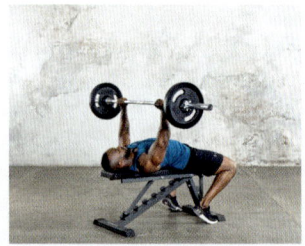

BANKDRÜCKEN (S. 88)

5x5 — 90 SEKUNDEN II

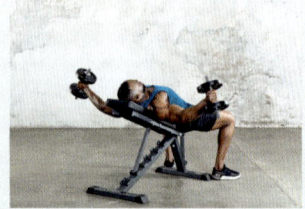

FLYS MIT KURZHANTELN (S. 90)

12x — 10x — 8x — 60 SEKUNDEN II

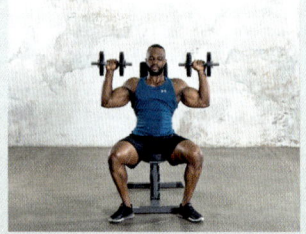

SCHULTERPRESSE MIT KURZHANTELN (S. 104)

12x — 10x — 8x — 60 SEKUNDEN II

SUPERSATZ

Beide Übungen hintereinander ausführen, erst dann pausieren.

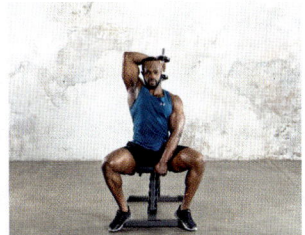

OVERHEAD KICKBACKS (S. 116)

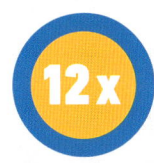

12 x

TRIZEPS KICKBACKS (S. 114)

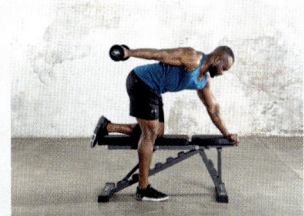

12 x

4 x | **60 SEKUNDEN** ‖

Workout B (Rücken, Bizeps)

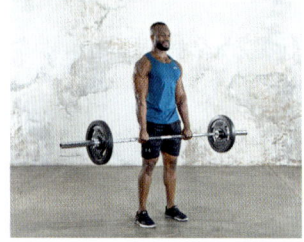

KREUZHEBEN (S. 92)

 5 x 5

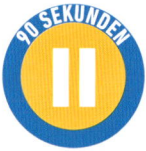 90 SEKUNDEN

KURZHANTEL-RUDERN (S. 94)

 12 x

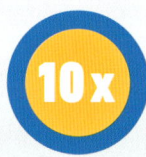 10 x

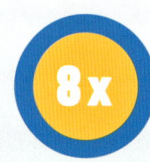 8 x

 60 SEKUNDEN

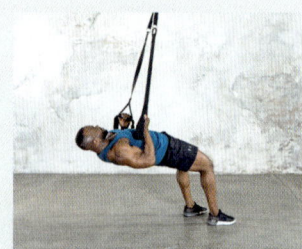

REVERSE ROWS (S. 96)

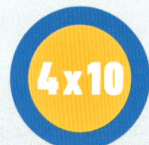 4 x 10

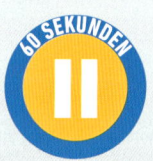 60 SEKUNDEN

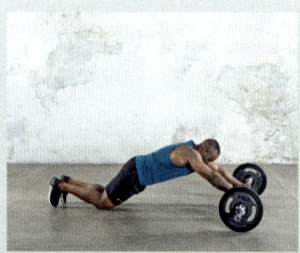

BAUCHROLLER (S. 118)

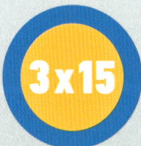 3 x 15

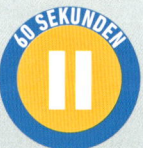 60 SEKUNDEN

SUPERSATZ

Beide Übungen hintereinander ausführen, erst dann pausieren.

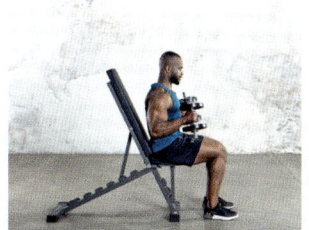

HAMMER CURLS (S. 110)

12 x

SPIDER CURLS (S. 112)

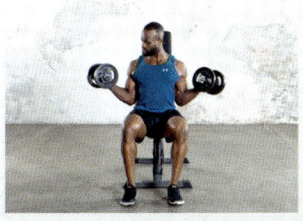

12 x

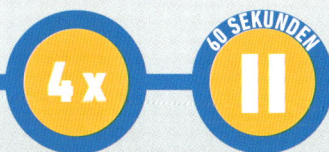

4 x

60 SEKUNDEN ‖

Workout C (Beine)

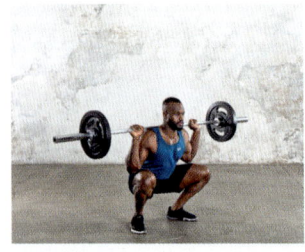

KNIEBEUGEN (S. 98)

 5 x 5

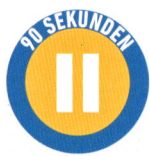 90 SEKUNDEN

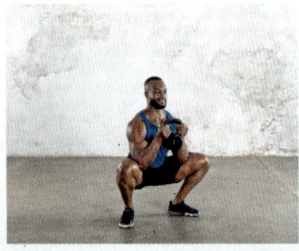

GOBLET SQUAT (S. 102)

 12 x

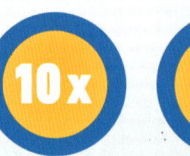 10 x

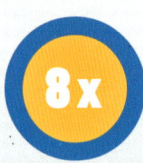 8 x

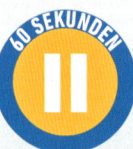 60 SEKUNDEN

RUMÄNISCHES KREUZHEBEN (S. 103)

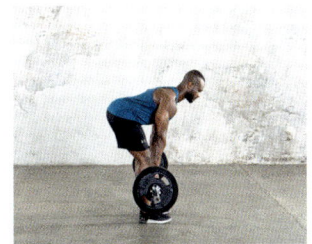

 4 x 10

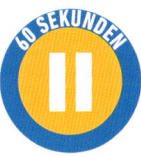 60 SEKUNDEN

AUSFALLSCHRITTE (S. 100)

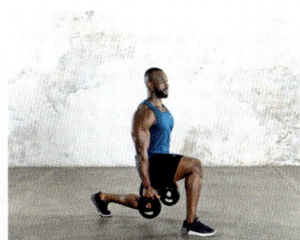

 4 x 15

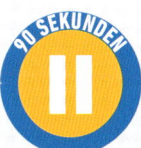 90 SEKUNDEN

KRAFT: COOL-DOWN

Jede Übung mit der Faszienrolle jeweils 1 Minute ausführen.

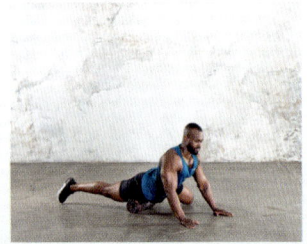 **OBERSCHENKELVORDERSEITE (S. 127)**

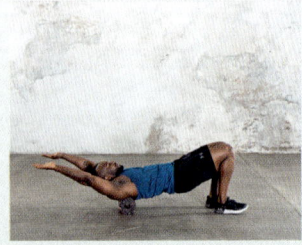 **OBERER RÜCKEN (S. 128)**

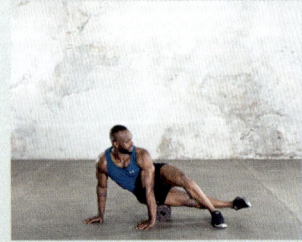 **IT-BAND UND HÜFTE (S. 130)**

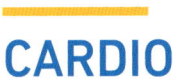

CARDIO

Da das Krafttraining in Block 3 besonders anspruchsvoll ist, ist die lockere Cardio-Einheit besonders wichtig. Ihr regeneriert aktiv, lockert die Muskeln und bekommt den Kopf frei. Also nicht übertreiben, sondern immer locker bleiben!

TAG 4

HIIT-ZIRKEL

Je Übung 20 Sekunden Belastung, keine Pause zwischen den Übungen, nach einer Runde 20 Sekunden Pause machen, insgesamt drei Runden absolvieren. Wer dann noch fit ist, hängt ein bis zwei Runden dran.

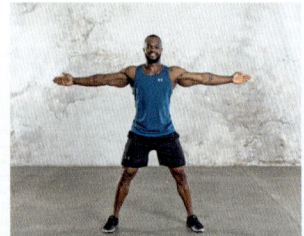

MILITARY JACKS (S. 134)

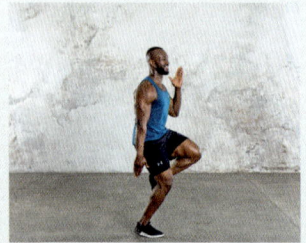

HIGH KNEES (S. 133)

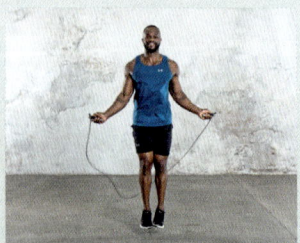

SEILSPRINGEN (S. 136)

MOUNTAIN CLIMBERS (S. 138)

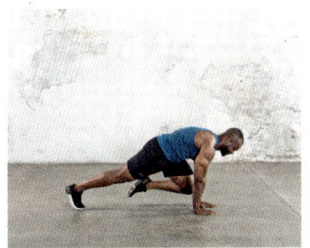

20 SEKUNDEN

PLANK (S. 137)

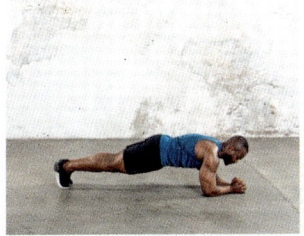

20 SEKUNDEN

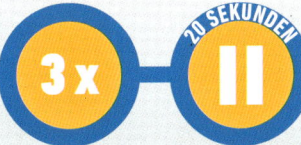

3x 20 SEKUNDEN

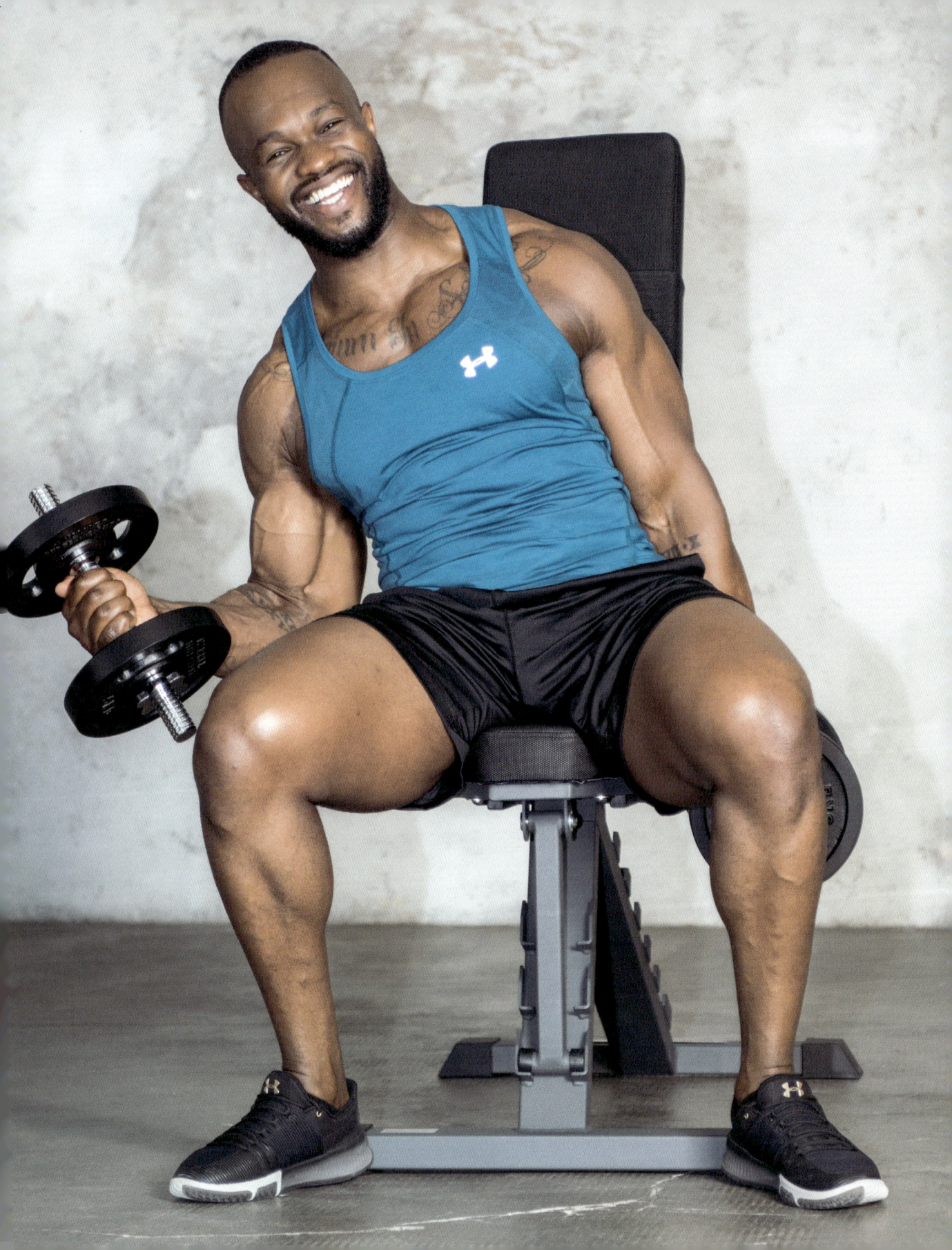

DANKSAGUNG

So, Leute, jetzt habt ihr es geschafft! Und ich? Ich möchte mich an dieser Stelle bedanken!

Und zwar bei meiner Mutti, denn sie ist mein Mental Coach und hat mich zu dem Menschen gemacht, der ich heute bin.

Bei Mustafa Mussa, meinem Mentor und dem Erfinder von Coach Eddy.

Bei Samy Laidi, meinem Kameramann, der mich beim Aufbau meines YouTube-Kanals unterstützt hat.

Und last, but definitely not least: bei euch, meinen Fans!

Ihr seid die besten und treuesten Fans, die man sich wünschen kann, ohne euch würde es Coach Eddy nicht geben. Es erfüllt mich mit Stolz, wie weit wir schon gemeinsam gekommen sind – und wir werden diesen Weg weitergehen – gemeinsam. Ich freue mich auf jeden einzelnen Schritt mit euch.

Euer Coach Eddy

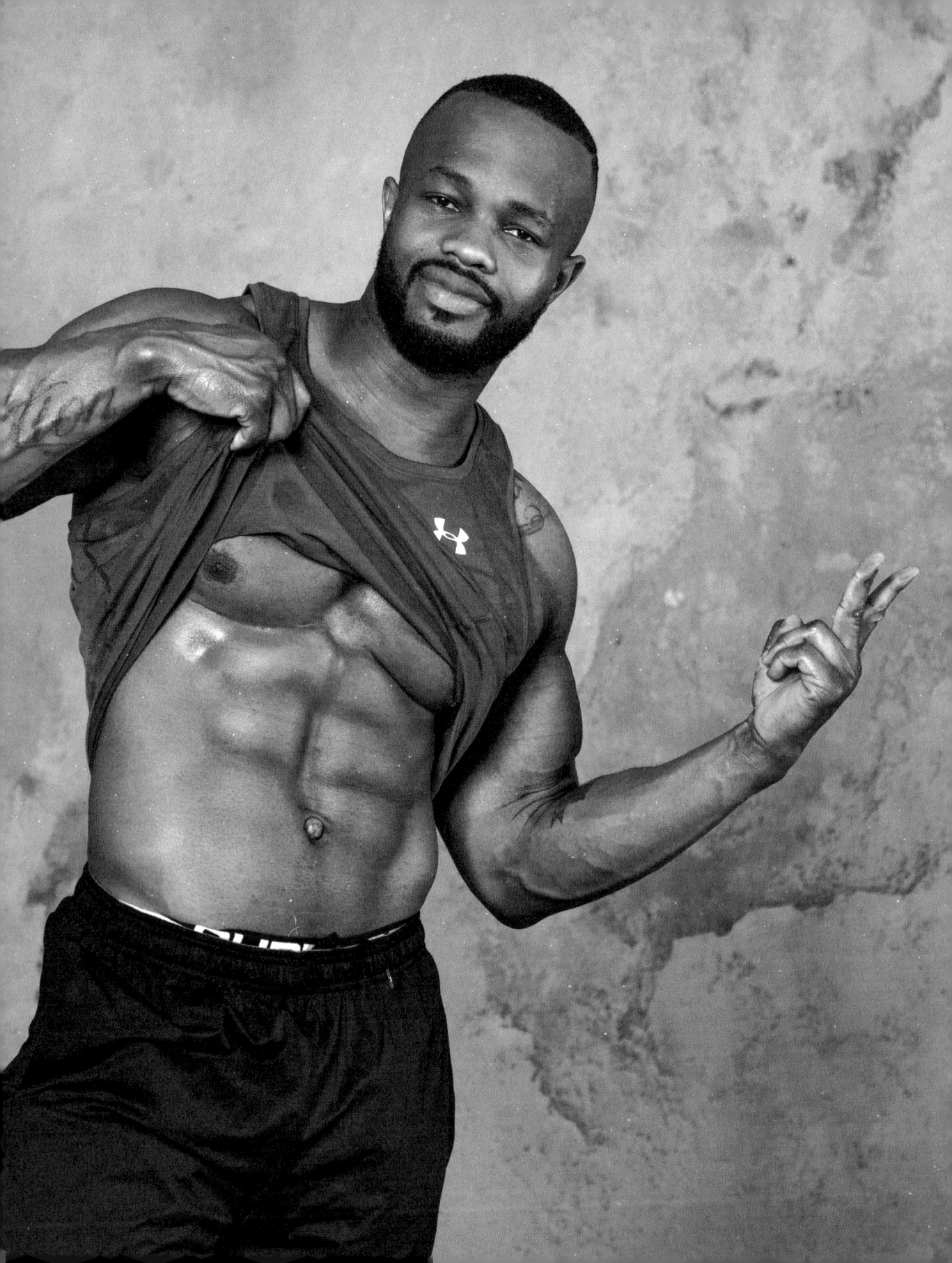

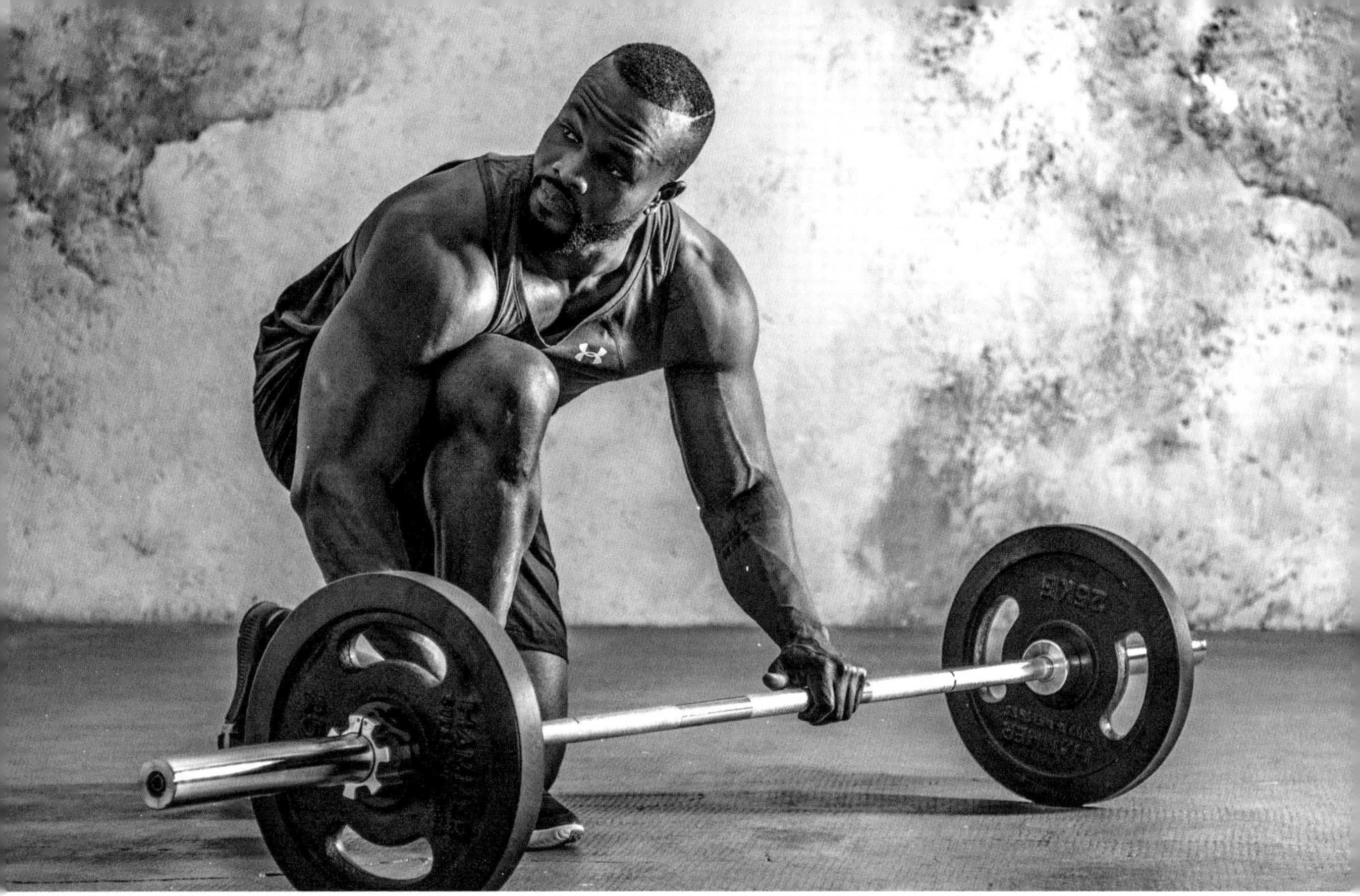

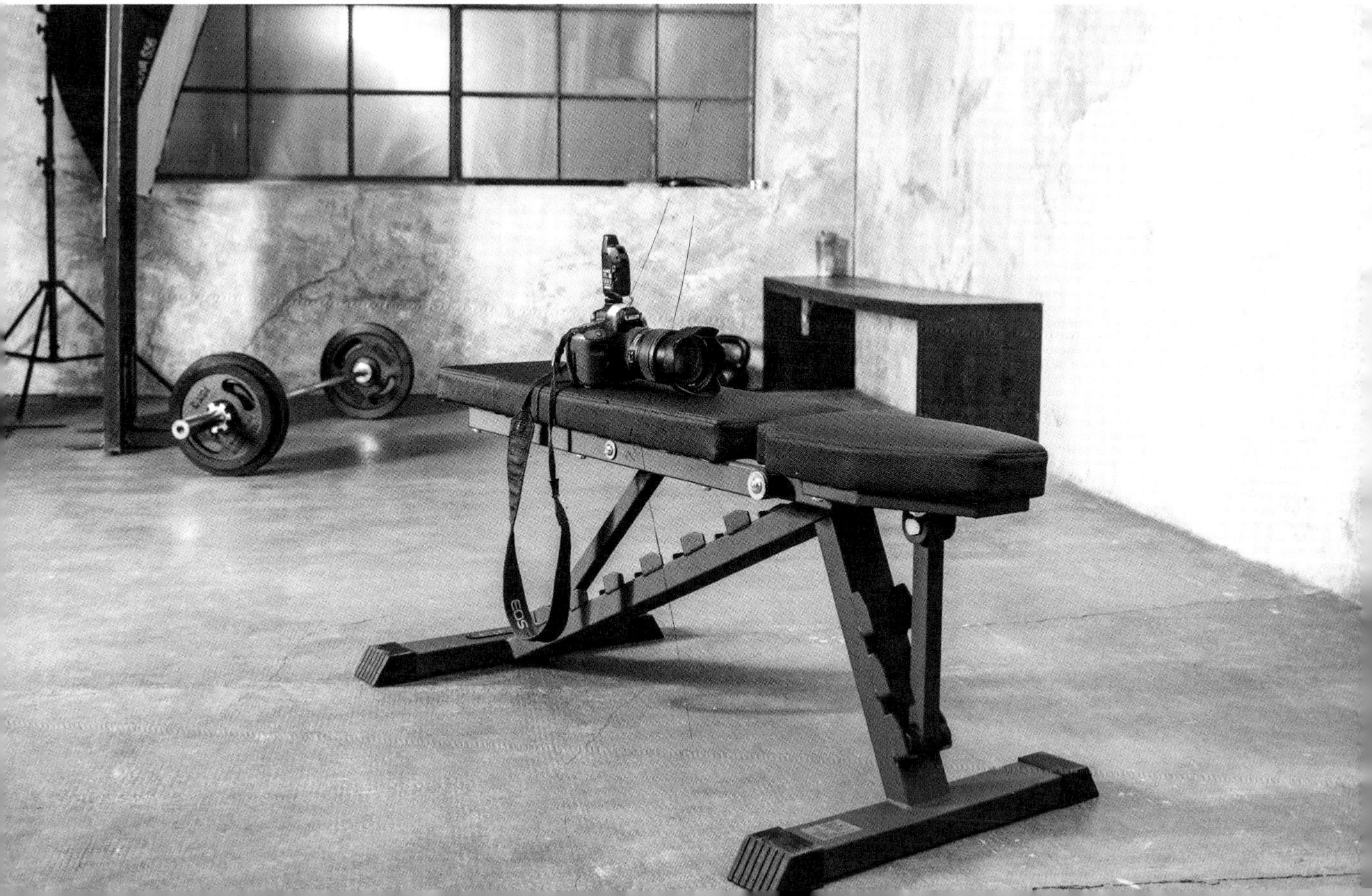
EOS

REGISTER

REZEPTE

Abendessen

Frühstück

KETO IST DAS NEUE LOW CARB

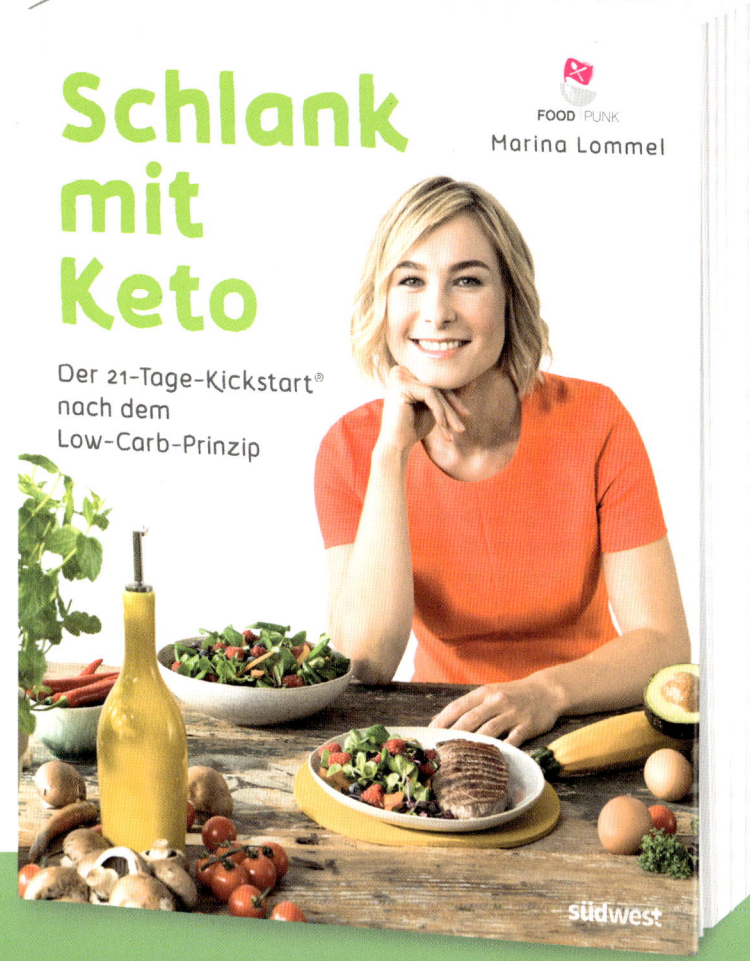

192 Seiten | 20,00 € [D]
ISBN 978-3-517-09746-6

Mehr Infos zum Buch
finden Sie auf
www.suedwest-verlag.de

Die effektivste Form von Low Carb ist die ketogene Ernährung: Mit nur wenigen Kohlen-hydraten pro Mahlzeit erreicht der Körper den Zustand der Ketose, in dem das Gehirn von Ketonkörpern versorgt wird. Es schreit nicht mehr nach Zucker, sodass kein Hungergefühl ausgelöst wird. Die Vorteile: eine intensive Fettverbrennung, das Ende der Zuckersucht und zahlreiche gesundheitliche Verbesserungen. Mit dem fundierten Foodwissen der Keto-Ex-pertin Marina Lommel trifft man die richtigen Entscheidungen, um langfristig schlank und gesund zu werden. Über 70 Rezepte zeigen mit Tricks und originellen Ideen, wie maximaler Genuss mit minimal wenigen Carbs möglich wird.

IMPRESSUM

1. Auflage 2018

© 2018 by Südwest Verlag, einem Unternehmen der
Verlagsgruppe Random House GmbH, Neumarkter Straße 28, 81673 München

HINWEISE

BILDNACHWEIS

Bildredaktion und Leitung der Fotoproduktion: Susanne Maier und Sabine Kestler

Fotografie: Forster&Martin, München

Assistenz: Adam Judak

Haare/Make up: Tina Maucher

Mit Ausnahme von: Istockphoto: 49 (mpessaris), 52 (Elena_Danileiko); Stockfood, München: 41 (Lara Jane Thorpe), 45 (Peter Rees)

Wir danken für die freundliche Unterstützung der Fotoproduktion: Hammer Sport AG, Under Armour und Airex

PROJEKTLEITUNG: Hannes Frisch

REDAKTION: Susanne Schneider

COVERGESTALTUNG: *zeichenpool unter Verwendung eines Motivs von Forster & Martin, München

GESTALTUNG UND SATZ, DTP: LAYER-CAKE, Jürgen Kiermeier, Glonn, www.layer-cake.de

LITHO: Mohn Media Mohndruck GmbH, Gütersloh

HERSTELLUNG: Reinhard Soll

DRUCK UND BINDUNG: DZS Grafik, Ljubljana

Printed in Slovenia

ISBN: 978-3-517-09689-6

Verlagsgruppe Random House FSC® N001967